芳療師
陪你聽情緒說

植物力量伴你探索隱藏的傷，
重新深愛自己的療心之旅

英國IFA國際芳療協會認證校長

鄭雅文Vivian ——— 著

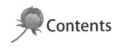 Contents

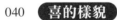

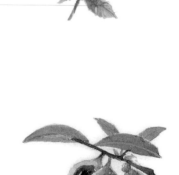

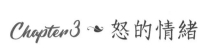

Chapter3 ✿ 怒的情緒

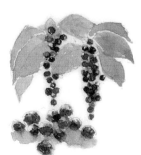

Chapter4 ✿ 悲的情緒

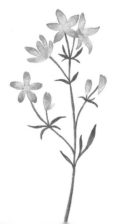

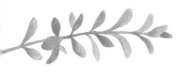

Chapter5 ❧ 樂的情緒

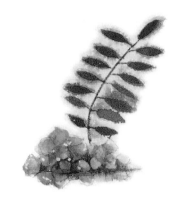

Chapter6 ❧ 驚的情緒

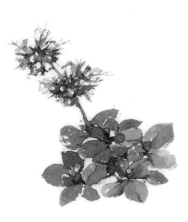

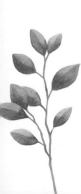

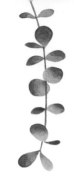

Chapter7 ❧ 恐的情緒

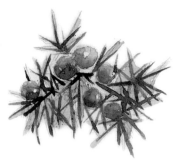

Chapter8 ❧ 愛的情緒

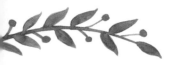

Chapter9 ❧ 24 小時的芳療撫心陪伴

居家芳療小手作 28 款

🌸 附錄

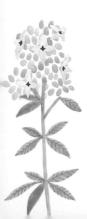

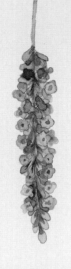

作者序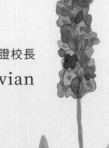

　　細雨斜陽，暮色逐漸昏黃，大地被月色壟罩，萬家燈火照
耀城市的每一個角落，看著路上行人匆匆，躲避著漫天落下
的雨滴，這樣的場景若是你佇立其中，該會有怎樣的感受？
是覺得日落西山，陰雨綿綿倍感淒涼？還是一整日的辛勞終
獲釋放，得以漫步返家身心舒暢？人的心念往往隨著意念流
轉，不全在乎景致的峰迴路轉，猶如一花一草一木一世界皆
在於我們的念想，心念是意識的延續，而情緒也為此孕育而
生，請先認可自己的情緒並擁抱情緒，且釐清引爆情緒的點
線面，如此即得以化解梳理，讓積累深藏的情緒找到出口。

　　這本《芳療師陪你聽情緒說》是為了帶你看見情緒，透過
喜怒悲樂驚恐愛的章節鋪陳，引領你卸除層層枷鎖，重新審
視自身的本質樣貌，探看內在真實需要，讓刻意掩埋的過往
適時沐浴在陽光下；書中也為不同的情緒歸納出各式的芳療
解方，特別設計了專屬於情緒的香氣療方、28 種芳療手作、
35 種植物療癒品項與隨行版的牌卡，讓你得以無拘無束善用
馨香，讓香氣緩心守護伴隨日常，賦予沉著穩健的療心力量。

英國IFA國際芳療協會認證校長

鄭雅文Vivian

Chapter 1

探尋情緒背後
真實的你

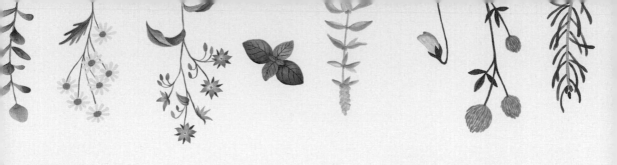

Emotion & Aromatherapy

情緒的樣貌總該適時揭露，讓真實的思緒得以被看見，讓長久隱藏在陰暗處的心念沐浴在陽光下，去感受微風輕撫的舒暢，並且體驗日常生活中的歡愉與美好！

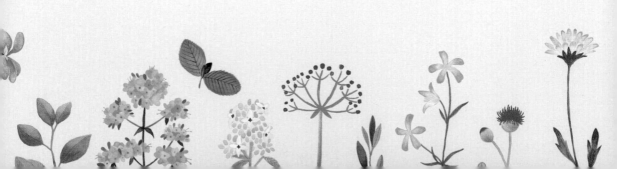

讓情緒訴說你當下的狀態

　　情緒，無所不在！雖然看不見摸不著，卻會透過呼吸心跳、聲音表情、言語動作去釋放展現，在我們還小的時候，很難拿捏掌握情緒，尤其是反應強度比較大的孩子，常會因為生氣傷悲、驚恐不安，而大聲嘶吼或者嚎啕大哭！就像我的一個朋友，年輕時一頭栽在事業上，直到40歲才生下寶貝兒子，孩子活動量大、嗓門也大，自個兒嬉戲敲敲打打時總是憤怒吼叫甚至啼哭不已，朋友問我該如何導正孩子的情緒？擔憂他長大後該如何是好？其實1歲半的孩子正努力探索這個世界，透過雙手碰觸去摸索、經由聲音語言去溝通表達，每當玩得歡喜就會大喊表達開心，堆疊玩具失敗就會大吼代表生氣，這是孩子基本的情緒本質，得等孩子大一些，能夠聽懂溝通時再慢慢引導，而在這個階段，媽媽可以在孩子玩遊戲的時刻放些輕柔音樂並耐心陪伴，在孩子情緒爆發的時候給予撫慰擁抱，讓他們安心在父母的溫柔呵護中學習成長。

● 看見情緒、接納情緒，進而調控情緒

　　如果說，嬰幼孩童的情緒主要展現在生存的必要需求上，那麼青春期的孩子就多了人際、學業及身心壓力…等因素翻騰，這個時期的孩子荷爾蒙高張，以致情緒起伏容易瞬間生變，可能在早上吃到喜愛的玉米蛋餅而開心不已，但到校時遲到被處罰又轉為憤怒生氣；又或者，在課堂中表現優異獲得獎賞而自豪歡喜，下課時發覺好朋友刻意疏離而憤恨哭泣，但當好友下一秒奉上精心準備的生日驚喜，轉眼又破涕為笑了…情緒轉變極快。唉！只能說，青春期還真是一個情緒多變且混亂的時期呀！

　　或許在大人的眼中，會覺得現在的孩子衣食無憂，生活品質遠遠
優於過往，會有什麼生活重擔？會有什麼恐懼？其實，青春期孩子的
荷爾蒙會干擾情緒中樞，如此將放大他們對於外界的感官知覺，加上
正處於奠基自信與發展自我的階段，面對與他們相關的所有言論與指
導都會特別敏銳；縱使有時看來渾身是刺，但其實內心極度脆弱且
不安，有時嘴巴上才說著傷人的話語，心底就開始後悔的想要趕緊逃
離，當衝動一來，他們也很難掌控自己！人的情緒主要受到大腦皮質
前額葉所控制，前額葉是負責掌控人體表達語言及管理情緒的控制
台，根據研究顯示，大腦皮質前額葉到25至30歲才會發展成熟，因此
若遇上情緒大爆走的青少年，最好的協助方式不在於糾正，反而應當
趁機教導孩子如何看見情緒、接納情緒且調控情緒，如此將有效梳理
且奠基青少年對於情緒表達的認知與學習；青少年時期的情緒表現習
慣，將潛移默化影響他們日後的溝通方式與人際關係和諧。

> **66** *情緒是每個人來到這個世上與生俱來的表現，反應著來自*
> *於生理及心緒的感知，時而像優美旋律翩翩起舞，時而又*
> *似波濤驚天動地。* **99**

——*療心小語*

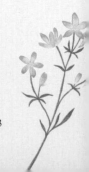

• 不被情緒綁架、傷害自己，從中釋放

人總得翻越青春歲月，才逐漸知道情緒是什麼。有人過於坦然自在，任意揮灑情緒的各種表象，但這種過於自我的情緒抒發，時不時會跨越旁人的底線，被貼上情緒化或不夠成熟的標籤。其實，情緒是一種生理結合感官刺激，以及大腦訊號傳遞所衍生出的身心反應，而情緒的存在對於生命的演化極具功能性意義，例如：喜悅時能讓眾人傳遞溫暖與幸福、憤怒能讓我們在面對傷害時形成一層保護、哀傷的展現能適時獲得他人關懷及協助、恐懼則能在遇到危險時讓我們多一些評估與防禦。情緒是上天創造人時所賦予的美麗，然而此等先天的美麗在進入人際關係或與團體互動時，就需要稍加琢磨去除稜稜角角，唯有讓彼此相處都感到舒適，一段情感交流也才好延續且圓滿。有一本生命教育的童書《失落的一角》（謝爾‧希爾弗斯 著／水滴文化出版）是這麼寫的：

它失落了一角
它不快樂
所以它出發去尋找那失落的一角
因為缺了一角，沒法滾得太快
所以它會停下來
和小蟲說說話
或是聞聞一朵花
它繼續往前
橫渡海洋……

這是一本敘述關於追尋與圓滿的故事，就如同我們的情緒，有著各自的形狀與大小，雖然在自己的空間裡得以自在地與小蟲說說話且悠遊享受花香，但持續前行，透過沿途的交流磨練，最終將雕琢出圓滑

且不失自我的情緒展現。然而朋友家人間的情緒碰撞就需要奠基在愛與情感之上，讓情緒交流促進彼此相知增長，否則若是單方以情緒為名、行情緒之事，頻頻把情緒外顯，這等情緒化的表現就容易在情感及人際相處中造成傷害。

● 端詳鏡中的你，是什麼模樣？

當然，也有人被受限在家庭模式及社會觀感之中，總是硬生生地將情緒壓制甚至刻意隱藏，久而久之，自己也難以辨別真實情緒的型態與感受。情緒是人生體驗最直接顯現的一面鏡子，從鏡子裡我們可以看見最真實的自己，當你笑了，鏡中的你也對著你微笑；當你哭了，鏡中的你也陪著你流淚，儘管生活、生存不見得時刻璀璨平順，但鏡子裡總能呈現出你的需求與樣子，為自己保留生命最原始的火花，就像深夜返家為我們留守的一抹燭光。

我有一位剛過不惑之年的好友，在一次秉燭夜談一杯酒下肚時告訴我：「我越活越不知道我是誰了？」她從小家庭條件優渥、學習成績好，事業也一帆風順，唯一在情感這個區塊總是不開竅，至今還待字閨中。她說：「我不是獨身主義者，我也渴望能有愛情的滋潤，期盼兩人三餐四季」，短短的一句話蘊藏著多麼濃厚的情感渴望！曾經在大學階段，有個男孩來找她告白，約過幾次會、吃了幾次飯，她最終還是回絕了男孩的交往請求，不愛嗎？不！那是她心儀已久的男孩呀！她說男孩是球隊隊長，她總在球場外默默觀望，看著他汗水淋漓滿場奔跑，就會不自主地跟著心跳加速，看他進球得分高聲吆喝，她也好想跟著吶喊歡呼，其實他早就已經在她心底！當男孩有一天突然向她告白，她為此興奮了一整夜，期盼隔天的約會能早早到來，或許因為太喜歡了，她在他面前手足無措，連呼吸都不免急促了起來，她問他：「你喜歡我什麼？」男孩微笑著說：「所有真實的妳，我都喜

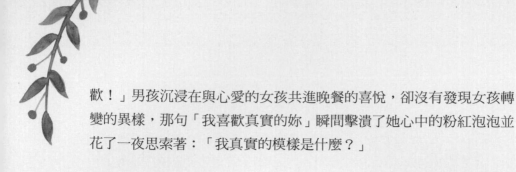

歡！」男孩沉浸在與心愛的女孩共進晚餐的喜悅，卻沒有發現女孩轉變的異樣，那句「我喜歡真實的妳」瞬間擊潰了她心中的粉紅泡泡並花了一夜思索著：「我真實的模樣是什麼？」

　　她說，她從小就是個活潑好動的孩子，與姐姐的秀氣文雅截然不同，但不知何時起，卻開始學習著姐姐的舉止儀態，只為了迎合父母的關注，她控制著自己的情緒，就怕看到父親眼裡的厭惡，她以人們喜愛的模樣互動，迎來了同學好友們對她的一致讚賞，但這一切的努力，絕對不是她真實的自己，因為她已經辨別不出真實或者刻意。這樣的體悟，讓她在與男孩數次相聚後提出了回絕，她說：「男孩當時不可置信的眼神仍刻印在我的腦海裡」，因為男孩也從她的眼底看到女孩對他有著深厚的愛意，但女孩覺得，真實的樣貌連她自己都難以琢磨，那還不如將時間暫停，就此保存她在男孩心中的美好。

　　但是緣分真的很奇妙，在睽違十多年後，她在一次廠商會議中遇見了當年的那個男孩，他自在地與她攀談，甚至了然述說著當年告白失敗後的難過與傷感，就在那一刻，她感受到內心越發鼓譟的心跳，才發現自己對他的愛戀依舊，但一切為時已晚，他已經組建了幸福家庭，並且已為人父。

66 *幸福的真諦是在對的時空裡，你愛的人恰好也愛著你，且沒有錯過。* 99

——療心小語

探察自己的情緒—喜怒悲樂驚恐愛

　　情緒是人生體驗中最重要的成長要素，不僅牽動著人際情感的鏈結，更左右了人生的規劃與辨別。無論男女老少、身心健康與否，每一個人「都有呼應當下的情緒」，而情緒需要透過看見、理解、表達及和解釋放，如此就可以成為生存的動力，學習如何善用情緒，就能彩繪繽紛、豐富此生。

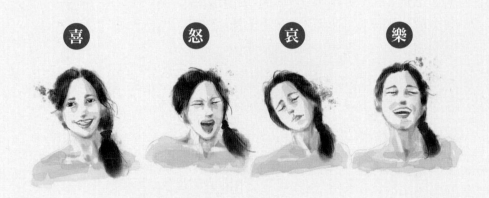

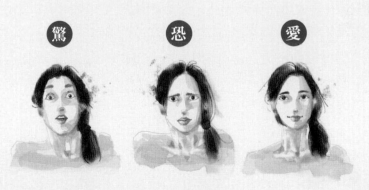

情緒複雜多變，儼然成為現代人探討生理及心理健康重大的影響，美國心理學家羅伯特‧普拉奇克（Robert Plutchik）在1980年代提出了用以描述情緒關聯性的「情緒輪盤（Wheel of emotions）」，將情緒分為基本情緒和反饋情緒，其被歸類為物種進化的基本情緒有八大類別，分別是：

- 憤怒（Anger）
- 期待（Anticipation）
- 快樂（Joy）
- 信任（Trust）

- 恐懼（Fear）
- 驚訝（Surprise）
- 悲傷（Sadness）
- 厭惡（Disgust）

　　八大類情緒又再延伸並簡單劃分出各種獨立的情緒。就右頁輪盤上文字可見，相互鄰近的情緒關係較為密切，例如：憤怒與期待、期待與快樂、快樂與信任、信任與恐懼間就有相互牽連。再看看相對應的兩極情緒，例如：憤怒對應的恐懼、期待對應的驚訝、快樂對應的悲傷、信任對應的厭惡，就代表著相對的情緒表徵。另外透過模型顏色的深淺也代表了各情緒的輕重，雖然此情緒輪盤理論在現代心理學觀點被認為不夠周全，但其透過調色盤般的色彩混合理念，可以豐富展現出多樣且複雜的情緒層面，例如：樂觀需要蘊含期待和快樂，愛是快樂與信任所結合，悔恨通常夾雜著悲傷及厭惡…等。

- 憤怒＋期待→侵略（Aggression）
- 恐懼＋驚訝→敬畏（Awe）
- 期待＋快樂→樂觀（Optimism）
- 驚訝＋悲傷→悲觀（Disapproval）

- 快樂＋信任→愛（Love）
- 悲傷＋厭惡→悔恨（Remorse）
- 信任＋恐懼→屈服（Submission）
- 厭惡＋憤怒→鄙夷（Contempt）

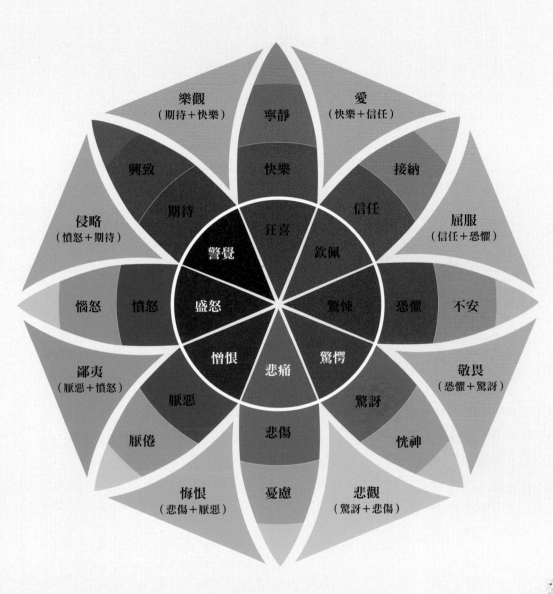

● 情緒多有一體兩面，交錯混雜反應內心需求

情緒表現並非單一面向，而在於不同的事件影響及強度積累，我們常會有不一樣的感受而引發各種情緒，這些情緒或許外顯、或許內斂，卻都乘載著人體直接應對、防禦與身心表現。基本情緒通常簡單透明，我們能夠快速輕易覺察，但漸漸地當一個情緒跨越另一個情緒，最原始真正的情緒就會被淹沒，任由替代的情緒去彰顯。

舉例來說，長年挨打卻突然憤怒生氣的孩子，背後可能隱藏著強烈的恐懼，當恐懼蔓延擴大，身體發出的防禦就只能用更強大的憤怒去安撫恐懼；年輕時辛勤持家的老母親，待兒女長大離家後備感家中只剩她一人的孤單感，不時煩躁大怒血壓升高，時時打電話向兒女叨唸，在那冰山底下的情緒意念，訴說的其實是深怕自己會被遺忘的擔憂害怕；又如人們在聽到喜訊所引發的大驚大喜，儘管大吼大叫興奮跳躍、彼此相互擁抱，但最後可能會因為過度的欣喜而引發流淚的契機。情緒多為一體兩面，有時需要去理解探究，才得以挖掘深層情緒，讓它得以被看見。

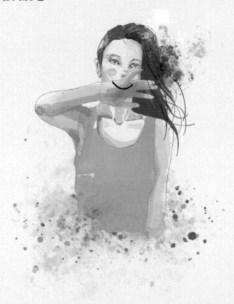

　　情緒（Emotion）的英文源自拉丁文行動（Motere），加上代表防禦的字首E，因此情緒可以解釋為人體施展自我恆定保護的立即性反應。這樣的反應隨著個人先天的情緒氣質（Temperament）與不同的生命歷程，建構成主觀思緒與信念認知，進而產生不同的力度及反應表現，就如下圖所示：

弱　　　　　　　　　　　　　　　　　　　　　　　**強**

疲憊	沮喪	憂鬱	哀傷	悲痛
不安	緊張	害怕	恐懼	驚駭
愉快	開心	興奮	激動	狂喜
平靜	輕鬆	悠哉	滿足	愛

66 *那些未被表達的情緒永遠不會真正消失，它們只是暫時被埋葬，待有朝一日以更醜惡的形式爆發。* **99**

——*弗洛伊德（Sigmund Freud）*

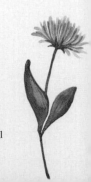

負面情緒對於身心健康的牽動性

　　不同的情緒表現與力度強弱會衍生出不同行為，將直接影響人體生理運作與系統機能，例如：恐懼會使心跳加速、過度防備會使肌肉繃緊、緊張將導致神經性疼痛、狂喜或許造成輾轉難眠、憂鬱將誘發心悸不安，以上生理反應，其實都是情緒自救所傳遞的求救訊息。美國知名的身心靈療癒導師露易絲・賀（Louise L. Hay），在52歲時被診斷出罹患子宮頸癌，當她透過覺察釋放童年時期遭受虐待所積累的恐懼與憤怒，體內的癌細胞在短短六個月後消失殆盡，除了意識力量的偉大，重點在於「直接面對且進行疏通情緒對於身心造成的影響危害」，在她書寫的《治癒你的身體（Heal your body）》一書中，就列出了許多身心的對應，強調情緒與生理健康的牽動性：

過　敏 ⟶ 對事物過於敏感、掩飾、恐懼與自私
貧　血 ⟶ 對生活缺乏興趣、欠缺快樂
盲腸炎 ⟶ 對生活有所恐懼，缺乏流暢感
關節炎 ⟶ 對生命感到苦澀、憎恨、對愛感到缺乏
癌　症 ⟶ 長久忍受內心深處的憂傷與憤怒的侵蝕

　　如同中醫學理的喜、怒、憂、思、悲、恐、驚，代表著情緒的心理表徵與人體器官臟腑有著極為密切的關連，在古籍《黃帝內經》中亦有記載：「心藏神、肝藏魂、肺藏魄、脾藏意、腎藏志」，過於高昂的情緒容易損害臟腑氣血而導致人體失調病症：

喜／樂（心臟） ⟶ 心神不寧、精神不集中、高血壓、中風
怒（肝臟） ⟶ 面紅耳赤、失眠、暈眩、心悸、躁動

憂／悲（肺臟／大腸）$\longrightarrow$ 情緒低落、胸悶、氣短淺、潰瘍

思（脾臟／胃臟）$\longrightarrow$ 健忘、疲乏倦怠、食慾不振、肌肉流失

恐（膀胱／腎臟）$\longrightarrow$ 精神恍惚、大小便失禁、性功能障礙

驚（膀胱／腎臟）$\longrightarrow$ 心緒不寧、言行舉止失常

壓力（內分泌系統）$\longrightarrow$ 荷爾蒙失調、生殖系統病症、神經性干擾

　　人是情感動物，內外環境的刺激變化有時容易讓情緒大悲大喜，而大悲大喜極為傷身，故儒釋道各種學說，皆主張心平氣和、清心恬淡，當不以物喜、不以己悲，就能起到滋養五臟的作用。

❝ *每天忙碌的工作、乏味的生活，你有多久沒有聆聽內在的聲音？* **❞**

——療心小語

●為了和諧生活，你是否過度慣性忍耐與壓抑？

　　現代人身處高壓的速食時代，容易因為奔波勞碌而忽略了情感的需求與身心狀態，然而情緒壓力的積累與生活周遭的瑣碎，就不免影響了日常生活的順遂，隨著時光流逝，嘴上說著「心情不好」、「情緒不佳」，就再也擠不出隻字片語去陳述表達自己的心境。尤其當年歲漸長，我們在歲月的洪流裡跌跌撞撞，那顆傷痕累累的心早已經不起波瀾，因此不得不把心收藏覆蓋，只為讓自己不再受到傷害，待時間久了，將日漸忘卻「心」的原始溫度與樣貌，讓情緒真實的聲音也逐

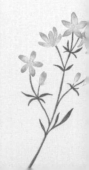

漸嘈聲遠去，這時人際的交流互動雖然表面和諧，但實際上欠缺了人與人的溫度與火花，當人群交流之間該有的暖度與愛意失去，每個人都只能帶著自我設定的面具穿梭，爾後只能一直尋尋覓覓，總在找尋那缺失遺落的真愛與純粹真實的自己。

情緒其來有自，從訴說、對話開始練習

在一場談及身心壓力與香氣療癒的講座裡，我結合文字與療癒香氣，帶領學員們探索著舊有的情緒壓力，活動是以小組分別進行，各組拿著情緒字牌，文字牌面朝下，每人一輪隨手抽出一張牌卡，再就牌卡上的文字思索，並分享攸關那個情緒的故事，待分享結束，小組成員必須正向回覆，讓說出口的情緒故事都能被看見且理解。當活動開始、我開始穿梭在小組與小組間，聽著他們的故事，也參與了那些曾經發生的歡喜與憂愁，大夥兒一同笑著、鬧著，也時不時紅著眼眶、彼此心疼著，當天參與課程的學員年齡介於28至57歲。我發現，年齡越是成熟，越難自在講述攸關情緒的親身經驗，年輕人嬉鬧著說：「年紀越大，不是該有更多的歷練分享嗎？」這時一位年長的大姐說道：「人生想要活得好，就要自主忘記一些悲傷、痛苦與憂愁的事，唯有不再去想，才能走得坦然！」然而不再去想就真的能夠遺忘？許多情緒都是突發性的身心感受，對別人來說或許事小，但對於當事人卻是軒然大波，如果你心裡也有多年仍沉浮在腦海揮之不去的事件，還是該適時敞開，用文字或語言好好述說。

一位學生帶著他62歲的父親來找我，因為他發覺父親近年都悶悶不樂、情緒日漸低落，感到十分憂心。初見到他父親並閒聊時，我刻意談及父親的金融領域，就見他精神抖擻愉悅與我分享商業秘辛，但當談及

情緒身心話題，又見他不斷語塞、張口難以言語。我請兒子到門外等候，這位父親才坦然說出迫切需要求助的問題，他說：「已近一年發現自己好像患有憂鬱症，不僅對於日常的喜好缺失了原有的興趣，還不時焦躁、疲倦、失眠，連說話聊天的動力都頓時萎靡…」，我先詢問他在這些症狀之前是否發生任何事件與身心壓力？得到沒有印象的回覆後，我就談及男性更年期，他驚訝地問：「男性也有更年期嗎？」是的！男性也有更年期！當雄性激素逐漸衰退、睪固酮分泌漸少，將導致男性產生情緒與認知功能障礙及生理機能影響，例如：記憶力減退、情緒不穩定、憂鬱焦躁、缺乏動力、失眠、皮膚搔癢或心血管問題，雖然一般年齡發作介於40至55歲之間，但也有65歲左右才出現症狀，因此我建議他就醫檢測，也好確認生理健康的情況表現。

進行芳療照護之前，我先確認情緒對他的影響，因此我在紙上寫下了「期待」，讓他談談生命中最期待的一件事？他很快說起當年他在產房外等待，他非常期待兒子的誕生！我又寫下了「信任」，他洋溢著笑容述說著退休前的豐功偉業就來自於下屬對於他的信任！我寫下了「憤怒」，他皺眉提及孩童時代被老師冤枉處罰的長久記憶！我又接著寫下「悲傷」，只見他停頓片刻悠悠說起，三年前母親離世是他這輩子最大的傷痛，他說母親含辛茹苦，原本允諾退休後要陪伴母親環島旅行，但母親驟然離世，他沒有表現任何傷悲，因為他至今仍難以接受母親的離去，也悔恨著為何沒有早點實踐陪伴母親的諾言，只見62歲的男人哭得像個孩子，傾訴著他對於母親的無限想念。

> 66 *情緒的探究需要時不時複習磨練，好讓身體適應情緒的衝擊，也讓情緒有個出處，願意坦然掀開，相信它們都能被善待以及被看見。* 99

——*療心小語*

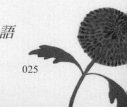

• 觀察、探究自己的每個情緒，為情緒找出口

此刻，你不妨留點時間給自己，重啟思緒回到過去，回到那曾經憤怒、期待、快樂、信任、恐懼、驚訝、悲傷、厭惡的某個片段；先分別書寫這八種情緒感官的文字在紙片上，有文字那面覆蓋在桌上，再任意掀翻一張，不需多加思考，將瞬間出現在腦海裡、連結這情緒的一段舊時過往說出來。這樣的方式可以獨自問答，也可以採小團體互動，簡便直接，透過文字，喚醒那一段段生命中的陳年過往，經由思緒的回溯來重啟對於各個事件的情緒覺察，雖然時光無法重來，但此時我們可以就現有的智慧與成熟去重新理解、判斷或包容，同時調整、重塑經驗感官與信念。

66 許多人把情緒一分為二，認為正向情緒猶如烈日朝陽，帶
著生生不息的意圖及嚮往，而負面情緒則如窮凶惡極，就
該深藏隱晦於不見天日的黑暗境地；然而朝陽總會日落，
暗黑亦將迎向曙光，人們論斷的正負情緒不時交錯牽連，
因應著人事物的變化輾轉而生。情緒的存在不時提醒著生
命的悸動，刻劃了人世的歷程與鏡像，觀察情緒成了覺察
自身最好的方式，細細傾聽情緒奮力表達的聲音，是悠揚
的、喜悅的、憤怒的、哀傷的，織譜著每個人獨特專屬的
生命樂章。 99

———療心小語

聯想及述說生命事件的練習

● 進行方式：

1.將這八種情緒感官的文字寫在紙片上。

2.有文字那面覆蓋在桌上。

3.任意掀翻一張，憑直覺將瞬間出現在腦海裡、連結這情緒的一段舊時過往說出來。

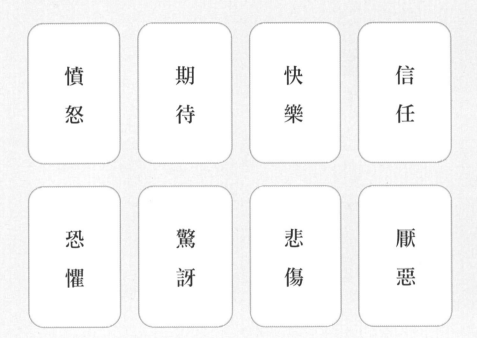

憤怒	期待	快樂	信任
恐懼	驚訝	悲傷	厭惡

亦可以透過以下三個問題，進行自我對話的練習：

剛開始回想或許不是一件簡單的事情，但真有許多「曾經」被我們刻意遺忘掩埋，該是時候把這些你在意的曾經過往一一釋放，也好讓你的身心真正輕鬆無罣礙！

自我對話練習 1

寫出一件讓你覺得　慣怒　的事　*可自行套用不同情緒！

自我對話練習 2

事件過後，你有什麼生理或心理的反應？

在某些重要事件過後，生理或心理都會留下不同的反應，或許正是失眠、疼痛、過敏或某些信念糾結的源頭呢！

自我對話練習 3

倘若時間重來，你覺得如何處理將更完善？

人生雖然不能重來，但再次回首，相信你會有不同的選擇與想法！

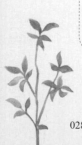

透過鏡子，映照、全然接受的練習

不少報章雜誌或網路文章告訴我們，人該隨著年齡，懂得去修正隱晦自己，不再把情緒輕易顯露在臉上，但是情緒與表情是與生俱來與外界溝通的自然反應，就像孩提時期，我們會透過動作及表情去展現需求，直至獲得大人們的回應；當年紀成長、我們學會用語言溝通、用行動表達，臉部及身體的立即反應也逐漸被控制與修正。例如：一位你不喜歡的顧客走到你面前，你還是會堆起笑臉、展現專業提供服務，又當主管跟你分享他喜愛卻口味奇特的食物，就算放進嘴裡發現不是自己喜歡的味道，相信你也不會像孩提時代立馬吐出或露出噁心表情吧！

●接受自己的情緒，無需完美，你就是你

雖然成年的表情好像叛徒，不時叛逃違反了人心所思所想，但真實的表情總在轉身過後或四下無人之際，會自動卸下武裝的面具，做回那個直述反應的自己，但我們卻不見得會認同這個私下的真實樣貌，就好比平常在瀏覽活動的隨意側拍時，我們總難接受那顯現在相片上面無表情、皺眉瞪眼、舉止不雅、甚至臉歪眼斜的任何片刻，因為大家都希望自己的姿勢、體態、臉型角度優美，甚至是嘴角彎度、眼神聚焦都要完美到位，這無一不是依據意識去調整後的表象。這樣的設定不是不好，反倒能體現出每個人對於自身的認同且知曉自己的亮點，但要知道那些不小心入鏡的畫面，才是真實呈現在別人眼前的你！無論是表情疲憊頹廢或空洞無神，可能都符合不了你自認為的完美，但那就是你！那真的是你呀！請先接受這樣的自己，且好好來認識這樣的你！

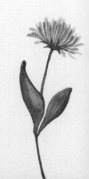

有一位我所帶領培訓的講師,她的課堂內容準備充分,講得也很精采,卻從未有二次邀約的機會。我刻意觀察後發現,她急迫地展現專業和所準備的內容,音頻高亢眼神尖銳,缺失了笑容與芳療講師該有的親和力,因此學生儘管認同她的專業,卻難以在課堂內感受到舒適與喜悅。我建議她可以在家裡預先對著鏡子或錄影演練,並觀察自己說話時的表情,這樣的練習對她有十足的成效,在自我覺察調適之後,她更能在講台上展現出專業自信的自己。

● 覺察情緒逐步練習,讓你更自在地展現自己

　　你也可以嘗試這樣的方式,在你私人的環境空間裡架設一台攝影機,拍下你自在活動的畫面,或以手機簡單拍攝,面對鏡頭講講故事,事後透過影片觀察自己,再客觀記錄下覺得自己不錯的地方(例如:很有親和力、聲音很好聽、動作很自然),以及可以再修正的地方(例如:會有不斷撥頭髮的小動作、眼神閃躲、言語不夠自信、表情緊繃),透過自己發覺再進行修正調整,會比較符合自己的需要,也才能掌握自我表達和與人互動的技巧。

> 66 任何人都有情緒,但情緒要用對的方式,在對的人與合適的時機展現。 99

――亞里斯多德(*Aristotle*)

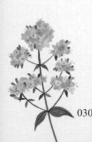

照鏡子練習 找一面鏡子，好好地看看自己……

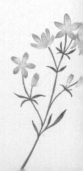

- **端詳眼睛深處、你看到了什麼？**

- **跟鏡中的自己說說話，你觀察到什麼？**

- **你想要給予別人什麼樣的印象及感受？**

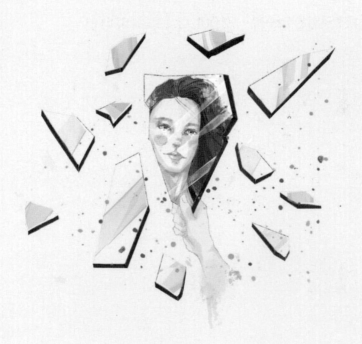

　　透過「自我覺察」發掘內心真正的感受，是認識自己非常直接的方式，除了視覺的觀察，也可以透過聽覺，仔細聆聽或錄下說話的語調與音頻，進一步探看聲音表情的情緒訴求，或站在鏡子前看看自己的臉部以至全身，細察時光歲月在我們身上留下的痕跡，以及長期以來的心緒變化賦予我們什麼樣的體態外觀、臉部的線條樣貌。

• 心裡的傷，身體真的知道

情緒是由神經複合的感知與生理變化所引起，這瞬間誘發情緒的直接反應來自於某事件發生而影響了生理變化，再合併經驗認知而生成出對應的情緒。但是，情緒的反應大多會再度刺激事件，當生理及認知增強，必然再度牽制情緒層面，若無法從中抽離，將落入惡性循環，進入情緒負載的深淵。

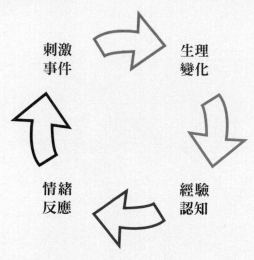

• 情緒需要你的理解與疏通

許多人們高聲吶喊：「學會掌控情緒、做自己的主人！」但我認為情緒需要的不該是掌控，大多是缺少理解與疏通，因為每個情緒的背後一定有生理或心理的因素，不該任意忽視排擠，因為心裡的傷，身體真的知道！情緒需要被看見且加以善待，否則那找不到出口的情緒，只能另覓他處，停滯在器官、組織與細胞之間，我們的身體若是長期承載著來自於情緒層面的侵蝕，久而久之，對於生理的疼痛不適就難以辨別，不容釐清究竟是純粹的生理病徵，還是來自於情緒壓力而導致的情緒病症了。

　　根據世界衛生組織（WHO）公布的三大文明病中，癌症及憂鬱症就與情緒有極大關聯性，研究顯示出情緒直接影響行為和免疫系統，啟動人體的發炎信號且同步分泌促進發炎的因子，持續性的發炎訊號將穿透血腦屏障、活化腦內的微膠細胞，讓人體感受幸福快樂的血清素分泌不足，進而加劇了情緒的不良展現；相關醫學也已證實，情緒跟許多疾病有著直接或間接的關係，例如：胃潰瘍、胸悶、喉嚨疼痛、頭暈頭痛、肌肉痠痛、失眠、心悸、盜汗、血壓上升、便祕、腹瀉、性功能障礙…等病況。如果這些病症在你身上行之多年且難以治癒，那麼不妨先從認識自身情緒著手，讀懂身體的求救信號，傾聽情緒要跟你說些什麼？

〔**與心理情緒有關的八種癌症**〕

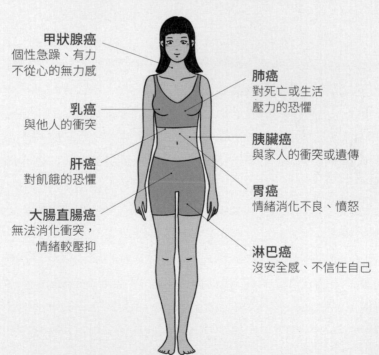

甲狀腺癌
個性急躁、有力
不從心的無力感

乳癌
與他人的衝突

肝癌
對飢餓的恐懼

大腸直腸癌
無法消化衝突，
情緒較壓抑

肺癌
對死亡或生活
壓力的恐懼

胰臟癌
與家人的衝突或遺傳

胃癌
情緒消化不良、憤怒

淋巴癌
沒安全感、不信任自己

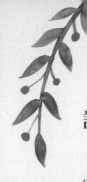

調節情緒溫度加上芳療，撫慰身心

在眾多的臨床照護與陪伴中，我的團隊發現情緒與體表溫度有著一定的關聯性，我們透過音樂、故事、影片、冥想與自由書寫等方式，讓個案群探究抒發且疏通自身情緒。在生命起起伏伏的過程中，我們看見不同情緒的生理展現，情緒生發會帶動心跳與呼吸，牽動著神經與心緒的波滔，猶如一場憤怒會讓臉部脹紅、呼吸轉為急促；一段悲傷會讓身體不由自主地顫抖並且加速換氣的頻率；驚恐會阻斷氧氣的攝取、造成肌肉緊繃與僵硬，極致歡快會讓血液快速衝上腦門、讓人難以控制地興奮起來，這總總的生理或感官表現都呼應著情緒所帶來的影響，也反映在膚觸與體感的改變。

美國史丹佛大學於2020年的研究指出，人類在過去百年間，平均體溫不斷下降（約莫36.5℃），然而近年來因為普遍運動不足和基礎代謝率不佳的緣故，某些研究學者提出了近37℃恆溫的論述，透過溫度些微上升，得以加速新陳代謝、促進人體循環活絡；對應情緒與人體溫度的顯現，研究發現高亢會導致體溫上升，而憂傷會讓體感溫度接近冰涼，所以可透過量表與自述評鑑，尚可搭配體感溫度測量相互比對人體情緒溫度；以此論述為基礎，我們是否也可以透過體溫的調整，去影響改變身心的現況？這是近期我在臨床實踐上，所參酌研究的方向。

針對長輩認知退化症候群的照護裡，除了考慮精油配方與使用方式之外，我們發現施行泡手泡腳能提升神經末梢溫度，得以有效輔助芳療緩壓的執行；而利用涼敷植物藥草包，則可降低且緩和黃昏症候群的焦慮或急躁；就物理治療的學理論斷，溫度的上揚有助於肌肉與關節的放鬆，最常用來治療疼痛、加速血液循環、增進新陳代謝…等。

在芳療的領域實踐裡，也常佐以溫度的調整來協助個案穩定情緒及平定生理上的失衡。一般芳療執行會採用兩種方式：「貼敷」或「浸泡」。以貼敷來說，可以使用植物熱敷包或是冷、熱水熱敷巾，直接接觸或貼敷在皮膚上，藉由皮膚表層溫度的調整改變舒緩人體不適；至於浸泡，多以水為介質，透過全身性浸泡或手腳…等局部浸泡，進行大面積的升溫，促進人體循環活絡，以消弭循環不良所引起的身心危害。

而坊間一般販售的插電式熱膚墊、電熱毯雖能讓人體立即升溫，但在講求身心放鬆的芳療領域裡，通常不會給予此建議，許多商業文案會陳述電磁波的安全性，但在微量的磁波干擾下，仍有刺激交感神經活絡而影響睡眠或神經波頻的干涉性，故不建議頻繁使用。代表情緒對應體感溫度的顯現如下：

〔 **人體情緒體溫** 〕

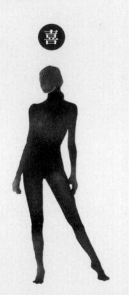

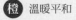 紅　激勵高張

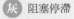 橙　溫暖平和

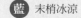 灰　阻塞停滯

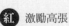 藍　末梢冰涼

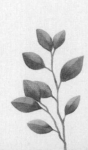

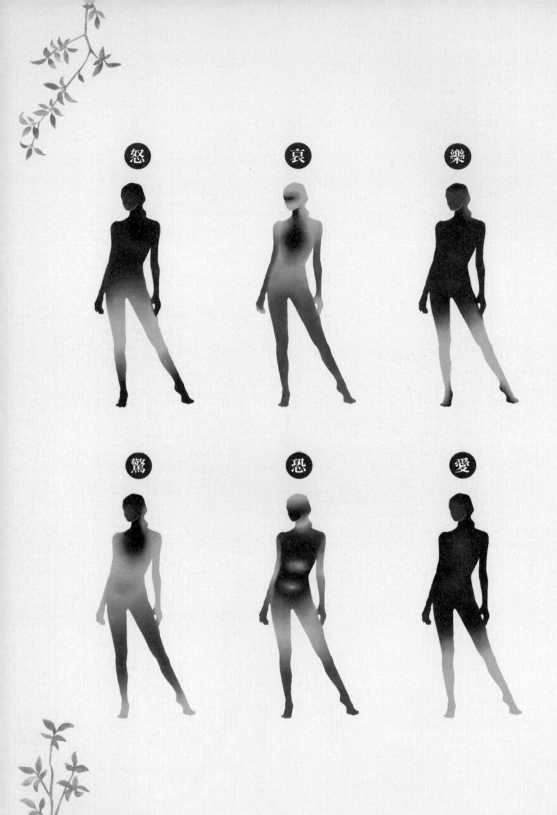

● 聽情緒好好說，以客觀角度探尋自己

人的情緒堆疊起伏，通常不是單一情緒可以表述，當我們對於情感交流與人事物的看法與理解不同，就會產生不同的觀感及認知，立即性的反應通常具有防衛與自保成分，隨著事件影響大小，塑造了不同程度的情緒彰顯。天主教魯汶大學（University of Leuven）學者菲利浦威爾頓（Philippe Verduyn）和薩斯齊亞拉威瑞森（Saskia Lavrijsen）曾進行一項測試情緒長度及影響的研究，他們邀請233位學生回憶最近引發情緒的事件，且記錄持續時間，結果發現所研究的27種情緒裡，悲傷（Sadness）持續最久，而羞慚、驚奇、恐懼、厭惡、無聊、感動、生氣或釋然…等情緒就都很快結束。研究人員指出，一種情緒持續的時間長短，通常取決於誘因事件對個人的重要程度，故一般來說、平均要花120小時才能停止悲傷，但要克服厭惡及羞慚，只要30分鐘。仇恨可持續60小時，而歡樂可達35小時。

隨著情緒釋放抒發，我們得以探究情緒表現的層級高低，了解壓制在情緒冰川底下的真實需求，猶如生氣背後或許蘊含著忌妒、開懷背後可能正在哭泣流淚、不屑背後可能隱藏著自卑、沮喪背後充斥著滿心期盼…等。本書將情緒分類為「喜、怒、悲、樂、驚、恐、愛」，並引用阿育吠陀脈輪學理，探究情緒與生理器官相互的牽連影響，以及引起情緒的多樣性。情緒在不同的時空與事件生發時，通常集結了兩種以上的情緒感官，然而情緒的覺察得看每一個人對於自身情緒的熟稔與認知，除非先天性格敏銳，否則大多會仰賴自己與情緒磨合，隨著時間推衍學習。情緒的探索是必須的，唯有清晰感知並面對且分辨情緒的真實樣貌，才得以了解內心真實的需求和渴望，用以避免或去解決每個因為情緒失控而衍發的摩擦或傷害。

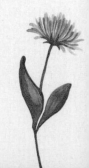

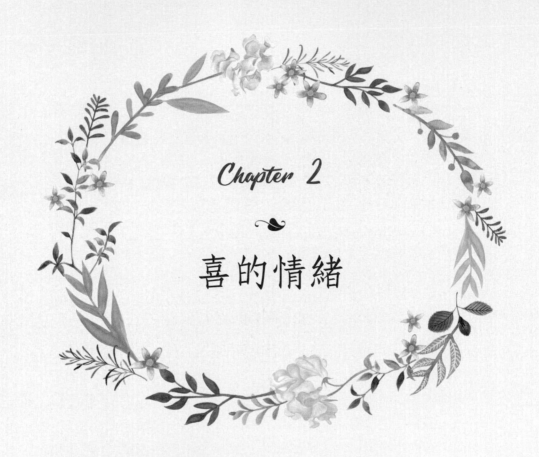

Chapter 2

喜的情緒

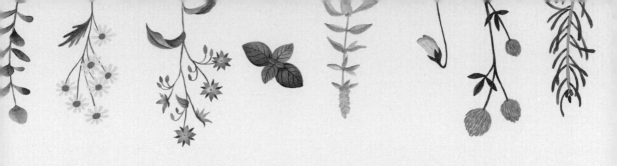

閱讀本章前⋯認識情緒

《心中的小星星（Taare Zameen Par）》是 2007 年
由印度導演阿米爾・罕（Aamir Khan）所執導，榮
獲印度奧斯卡獎的電影，故事縈繞在本性歡樂自在
的男孩身上，因「讀寫障礙」而蒙受他人不理解的
嘲笑奚落與喝斥指責，直到遇見了一位懂他的老師，
最終得以突破困頓，重新展露歡欣笑顏，星星的聲
音所幸有人聽見，引人笑淚交織深受感動。

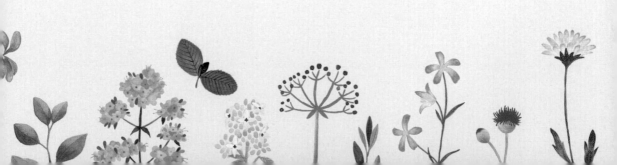

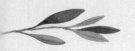

喜的樣貌

攸關「喜」的語詞很多，有愉快、開心、喜悅、歡喜、歡樂…等，而帶著主觀幸福感受的滿足，也歸在喜的區間，2007年心理學家巴雷特（Barrett）所提出的「情緒向度理論」就標示了喜的強弱，滿足在喜的區間最為和緩，而歡喜的張力就較為強大，先不論強與弱，皆是蘊藏「喜」的元素。

情緒的強度與情緒來臨之前的「心境強弱」有著絕對的相對性，例如：因為生活過於壓抑所以才會珍惜得來不易的小確幸；因為針對構思許久的企劃有著期盼、才會在獲得認同時感到開心，因為工作進度卡關耗費心神、即會在突破盲腸時深感喜悅，也因為總為心儀的他牽制著心緒波滔，才會在接獲邀約時躍出莫大的歡喜。

頭腦及胸膛保有
和煦的溫度

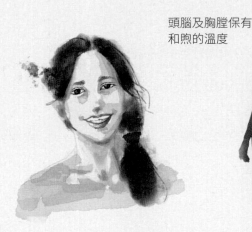

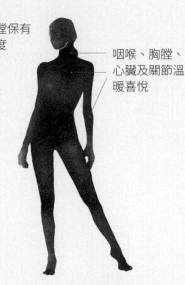

咽喉、胸膛、
心臟及關節溫
暖喜悅

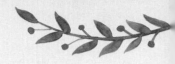

情緒表徵

「喜」的情緒總環繞著喜樂，由內而外肆意蔓延，備感幸福美好。

生理狀態

喜樂的心緒牽動著顱腔的神經傳導迅速向全身遍佈，帶動人體細胞的活躍，提振循環系統，溫暖和諧的氣息縈繞周身。

體感溫度

人體洋溢著充沛活力的豔麗，尤以咽喉、胸膛、心及關節溫暖喜悅，頭腦及胸膛保有和煦的溫度，不至於過於急躁外放，得以舒心感受、領略日常美好。

強弱影響

「喜」是一種趨向情緒平衡穩定的表現，倘若過於強烈將產生執著或強烈認知偏差；而趨於微弱則會導致自我懷疑與不確定性。

為什麼會有喜悅的情緒？

有時喜悅只需要觸動某個感官神經，就會牽動嘴角的幅度，引發身體細胞的活躍，雖不至於猖狂奔放，但純粹的喜悅總了然於心、因為喜歡而心生愉悅，也會在大風大浪過後沉靜回歸，進而呈現那安定徜徉的身心感受。

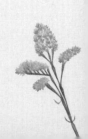

對於喜，如何聽它說、享受它？

　　喜樂是一種身心極為舒服的感受，柔軟敞開，讓我們得以接收愛與分享愛，滿心富足、用愛滋養灌溉，進一步賦予人體器官及組織細胞間充沛的能量與養分。在歡喜的時刻，我們會覺得世間萬物皆順勢而生，就算面對突如其來的大雨也會視為天降甘霖，平日吵雜的噪音也頓時成了天籟，只為喜悅的情緒到來而歡欣不已，這樣的情緒是有力量的，可以在日常生活中創造繽紛且點燃新的契機，因此一段喜悅的情感能夠「內建」成為生命中的「好的經驗」，讓這一幕幕好的信念成為生命滋長的養分，去記錄下自己曾經被疼愛、被呵護、被認可、被善待、被看見、有自信、有能力、有成就感的重要時刻。

　　寫下你曾經獲得的喜悅事件，從中得到什麼好的經驗？

● 喜悅的設定或許遠在出生之前

一個18歲的大男孩問我：「人到底活著是為什麼？」從他有記憶起，他無時無刻有著輕生的念頭，希望災難降臨，就能讓他脫離找不到快樂的煎熬，我陪著他透過深度催眠探察、回溯到胎兒時期，他清晰地聽到媽媽發著脾氣說：「我不快樂！我不要這個孩子，我要把它拿掉！」這一句句從男孩口中說出的話，讓男孩頓時覺醒，在催眠結束回到當下，他立馬撥了通電話給媽媽，接到兒子詢問的媽媽十分訝異，不知道他為什麼會知道那段過往，但她真誠地跟男孩解釋，說到當年懷孕時，和他父親都過於年輕，在一次吵架衝突下，那句要把孩子拿掉的話語就脫口而出，然而那真的只是句氣話，媽媽很感謝男孩來到她的生命，讓他享受為人母的喜悅！

掛上電話後，男孩呆坐許久，我拍拍他的背問他還好嗎？只見他的眼神瞬間清晰，說道：「我為什麼要為了媽媽的一句氣話，把自己活得這麼痛苦！」我問他打算怎麼做，男孩臉上漾開笑容說：「我要把這十八年的歡樂彌補回來，去享受自己想要的人生，走自己想要走的路！」是的，人生在世真的該走好自己的路，不僅讓自己好好活著，還要好好地為自己吸入每一口空氣，好好咀嚼吞下每一口食物，好好睡、好好領略生命時時刻刻的喜悅與美好！

● 快樂，有時不被待見

純粹的快樂很難隱藏，稍不留神就會出現在眉眼間、牽動著表情或做出相對應的舉止。然而歡樂的情緒有時很難任意展現，有時在世人認為不合宜的場合、有時在旁人生氣或覺得尷尬的當下、有時這等歡樂在他人眼中就是一種錯誤…上週收到「情緒芳療」臉書社團內新進夥伴D的私訊，他問：「要怎樣才能像老師一樣，笑得歡心暢快？」

我告訴他，笑是一種隨心底感受洋溢在臉上的表情，只要依循內心的感覺，就能夠自然呈現。他對於這回答有所質疑，覺得說得太過簡單！於是我轉貼給他剛收到的那則「九天玄女唯一指定姊妹…800英尺…100英尺…神力滿天…天女散花」的影片，影片擷取1分31秒，我算好時間兩分鐘撥Massenger電話給他，初接起電話的他正笑得不能自己。我隨即讓他去找面鏡子看看自己，幾秒後，他的聲音嘎然而止，數分鐘後他說：「老師謝謝妳，我已經很久沒有笑得如此開心，久到都忘了我也有大笑的時候！」我問他剛剛為什麼笑？這句話又翻騰起了他適才狂笑不已的神經，他顫抖笑著說：「就很好笑呀！」是呀，因為覺得好笑，就會挑起大笑的反射動作，笑就該如此簡單！

之後我們稍事閒聊、聊到他的過往與家庭環境，他才想起原來不敢大笑是兒時的教養導致，他說兒時的他活潑好動、跟兩個安靜的姊姊極為不同，即便微小的事件都可能誘發他狂笑不止的神經，因此常常在笑不停歇時，父親就會一巴掌、兩巴掌的打著他的臉頰，直到他痛了哭了，父親才會歇手，母親在一旁也沒能安慰他，總趁機教導：「不要笑，在這種場合不要笑！」但什麼場合能笑？什麼場合不能笑？年幼的他實在不懂，因此久而久之使他不敢再笑，因為怕挨打，也怕看見父母那鄙視自己的眼光。

我建議他再重複多看幾次那激發他大笑的影片，並記得自己的身心感受與從鏡中看到的歡樂笑顏，記得自己能夠如此簡單歡笑，不是來自於這一段影片，而是來自於靈敏歡喜的內心。

讓生命喜悅－活化海底輪的精油植物

對應脈輪 海底輪（Root Chakra；梵文－Muladhara）
對應器官 生殖孕育、循環系統
對應能量 生命力・紮根

海底輪精油 廣藿香、岩蘭草、花梨木、肉豆蔻、岩玫瑰

　　海底輪是根部深植大地的意涵，象徵著生命力、生存與行動的發展，唯有海底輪深深紮根綿延孕育，才有足以往上蔓延滋養的動力，猶如歡樂本質是先天存在，兒時的歡樂總是簡單自在，說笑就笑，總顧不得旁人的眼光，歡欣鼓舞地嘗試、探索著世界的新奇事物，也從遊戲中學習並且一步步奠基知識與信念，再從生命歷程中去設定自身藍圖、遴選出人際互動的模式，爾後逐漸雕琢出成年後的自己。因此可以說：「海底輪是生命喜悅的生發要素」，唯有好的信念先扎根，才有好的養分去滋養孕育攸關「愛」的性輪滋長。

　　海底輪的照護不僅只是心念與信念的塑造，還可以透過下肢運動或於四肢處施以按摩、溫熱水浸泡雙腳…等，增進人體循環活絡，藉以帶動溫度提升，確保暖性恆常。

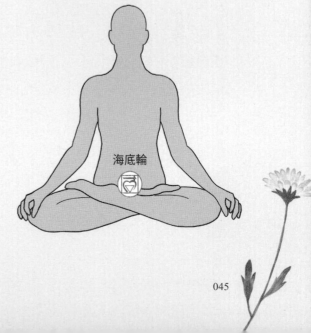

海底輪

廣藿香 *Patchouli*

🌿 拉丁學名：*Pogostemon cablin*

　　廣藿香是唇形科多年生的草本植物，全株萃取，卻有著根部獨特的香氣，氣味安定濃郁，是香水調製常見的定香基劑，不僅抗菌、更得以排除內在身心的恐懼，提升安定穩健的感受。

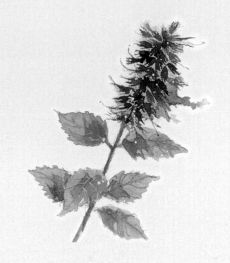

植物科別	唇形科刺蕊草屬
萃取部位	全株（蒸餾）
療癒本質	基調
香氣特徵	質地厚實、溫暖濃郁、混合辛香的老舊氣息
化學屬性	倍半萜醇>40%、倍半萜烯24%、單萜烯<18%、單萜醇<3%
療癒特性	穩健情緒、安定神經、消炎抗菌、調理消化、促進細胞組織再生、預防體液停滯
情緒對應	抗憂慮、抗焦慮、釋放身心壓力
安全規範	極其溫和安全，孕期亦可使用

岩蘭草 *Vetivert*

⚘ 拉丁學名：*Vetiveria zizanioides*

是神聖且氣味濃郁的草本植
物，富有連結大地的寧靜氣息，
是歐洲幾世紀之久用來安神紓壓
的療癒香氣，得以提升日常生活
的專注力，讓人體穩健和諧，擁
有讓心靈安定踏實的絕妙魔力。

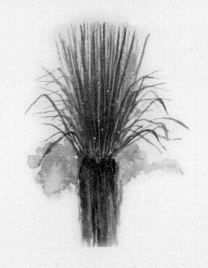

植物科別	禾本科岩蘭草屬
萃取部位	乾燥根部（蒸餾）
療癒本質	基調
香氣特徵	複合式馨香、黏稠濃郁、厚實的大地土壤氣息
化學屬性	倍半萜醇48%、倍半萜烯34%、倍半萜酮14%、酯類
療癒特性	增進紅血球生成、激勵免疫、淨化身心、促進循環、荷爾蒙調理
情緒對應	深度放鬆、緩解緊張焦慮、提升信念、賦予心靈強大支持
安全規範	無

花梨木 *Rosewood*

🌿 拉丁學名：*Aniba rosaeodora*

　　花梨木的堅毅木質馨香帶著複合花香氣息，此款樹種極其珍貴，是身心困頓之際最適合奠定穩健的香氛，氣味溫潤甜美、悠遠綿長，非常適合做室內調香及香水調製使用。

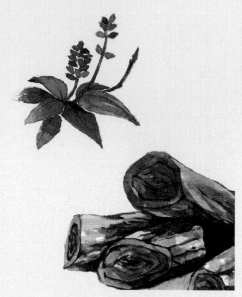

植物科別	樟科花梨木屬
萃取部位	碎木芯（蒸餾）
療癒本質	中調
香氣特徵	辛辣雅緻木質馨香，混和花香、果香的綜合氣息
化學屬性	單萜醇94%、苯甲酸苯甲酯2%、醇類1%、單萜烯1%、酮類
療癒特性	極佳抗菌、抗感染、抗病毒、抗寄生蟲、激勵免疫、溫和止痛、舒緩慢性疲勞、心靈養護
情緒對應	對於緩解緊張、壓力、恐懼引起的負面情緒煩躁與憂鬱有極佳效果
安全規範	安全，但嬰幼孩童避免使用

肉豆蔻 *Nutmeg*

❧ 拉丁學名：*Myristica fragrans*

肉豆蔻是生長在熱帶的常綠喬木植物，多用作香料及藥用，磨碎乾燥果實後即可嗅聞到暖心暖身的絕美香氣，是異國烹調最佳的絕妙武器。

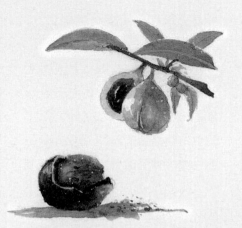

植物科別	肉豆蔻科肉豆蔻屬
萃取部位	乾燥磨碎種子（蒸餾）
療癒本質	前調
香氣特徵	溫潤濃郁辛香、蘊含麝香氣息
化學屬性	單萜烯70%、醚類15%、單萜醇12%、酚類<2%
療癒性質	滋補活化、止痛（輕微麻醉）、抗痙攣、護肝健胃、提升性慾、荷爾蒙調節
情緒對應	調節中樞神經、提振活力、雌激素相關情緒保健
安全規範	研究顯示豆蔻醚得以協助對抗腫瘤，但其中的黃樟腦成分過量亦可能致癌；以及需避免使用於嬰幼孩童

岩玫瑰 *Cistus*

🌿 拉丁學名：*Cistus ladaniferus*

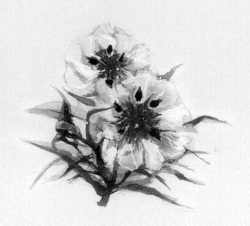

　　岩玫瑰精油是採擷枝葉或膠狀樹脂所萃取，是療癒內在小孩的專屬馨香，用以伴隨成長，驅逐危險和糾結脆弱創傷，進而驅動自癒修護的保衛力量。

✳ ● ● ✳ ● ● ✳ ● ● ✳ ● ●

植物科別	半日花科岩薔薇屬
萃取部位	枝葉、膠狀樹脂（蒸餾）
療癒本質	基調
香氣特徵	氣息濃烈、獨特費洛蒙異香氣息
發源生長	克羅埃西亞、中國
化學屬性	單萜烯55%、倍半萜醇20%、醚類7%、單萜醇<5%、氧化物1%、倍半萜烯<1%
療癒特性	調節自體免疫力、強大抗病毒效果、抗菌、抗感染、止血癒合傷口、促進細胞新生、促進血液循環
情緒對應	調節自律神經、安撫焦躁、消弭身心疲憊，是驅逐恐懼傷痛的暖心力量
安全規範	無

海底輪療癒配方及使用方式

　　以下精油是以配方比例建議，也可以做為滴數建議（例如：植物油5ml＋複方調和油5滴／5%，調製方式請參照Chapter9）

海底輪失衡 療癒方向	精油配方	使用方式
消弭憂鬱及恐懼	廣藿香 💧💧 花梨木 💧💧 肉豆蔻 💧	乳液、按摩油、 手足浸泡
安定身心、釋放壓力	岩蘭草 💧 廣藿香 💧💧 花梨木 💧💧	擴香、吸嗅、 乳液、按摩油
舒緩肌膚乾燥、 內分泌養護	廣藿香 💧💧💧 肉豆蔻 💧 岩玫瑰 💧	按摩油、乳霜、 軟膏
荷爾蒙引起的 情緒照護	岩玫瑰 💧 肉豆蔻 💧💧 花梨木 💧💧	嗅吸棒、乳液、 芳香噴霧
安眠照護	岩蘭草	嗅吸棒、乳液、 芳香棉球

精油 使用注意

花梨木、肉豆蔻這兩款海底輪用油因成分特殊，不建議使用於嬰幼孩童身上，以及孕婦也勿過量使用。

生活隨香應用

飲食烹調

　　肉豆蔻是極具異國風味的烹調香料，氣息迷人清香、溫暖略帶胡椒馨香，可搭配丁香、肉桂枝、小豆蔻、蘋果柳橙烹煮成香料紅酒或香料蘋果汁，或直接敲碎肉豆蔻，放入滷包袋中搭配肉類一同燉煮（滷肉、絞肉），也能搭配綠豆蔻、肉桂葉及椰奶、咖哩塊做成椰奶咖哩雞享用，讓溫潤香氣瀰漫在口腔，透過飲食活絡消化循環系統。

　　在歐洲市集，多有販售乾燥的廣藿香及岩蘭草，通常我會將採購回來的植栽放入紗袋，先拍打去除粉塵，再以乾淨無水分的密封罐儲存作為後續浸泡調製的素材。乾燥廣藿香及岩蘭草的氣味不似精油般濃烈厚實，倒像似中式乾燥青草的氣息，當浸泡於橄欖油中並進行極小火熬煮，就會逐漸釋放出專屬的強大香氣，待放涼後裝瓶即可作為秋冬極佳的肌膚照護調油基底。

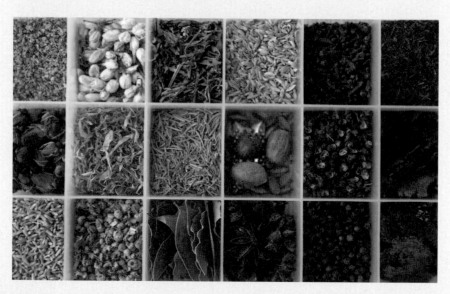

釋放情緒的療方

紮根・冥想

1. 找一個舒服的姿勢或位置，褪去鞋襪讓雙腳觸地，緩慢加深你的呼吸。感受氧氣透過鼻腔進入胸膛，推動著橫膈膜的下降。

2. 閉上眼睛，想像一道溫暖的光芒，伴隨著每一次的吸氣從頭頂進入貫穿、沿著脊椎向下到達腳底。吐氣時把意念持續放在腳底，允許多年來深藏在器官、組織細胞間，所有的痛楚及不適全部宣洩而下，從腳底排出體外。

3. 隨著每一次的吸氣，頭頂的光芒將越發強大，由上至下壟罩著你的全身，賦予你強大的力量。透過吐氣，讓雙腳穩健地與大地連結，感受紮根的安定與喜悅。

嘗試寫下自我練習冥想後的身心感受…

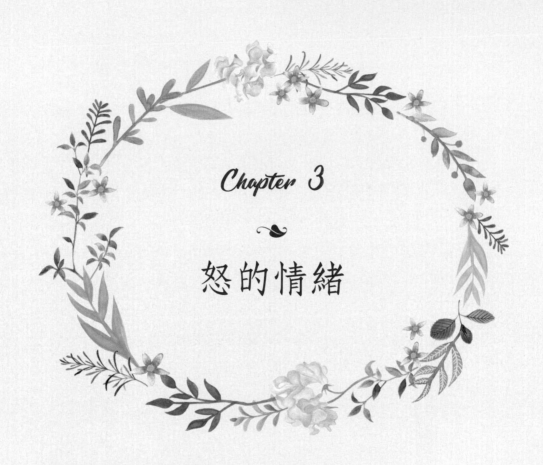

Chapter 3

怒 的 情 緒

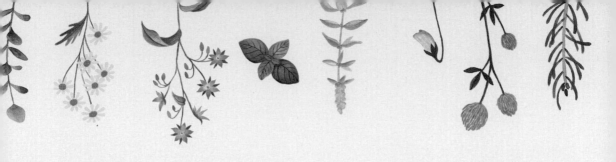

閱讀本章前…認識情緒

《憤怒管理（Anger Management）》是一部談及情緒管理的電影，在日常瑣碎的事件中，我們遇到許多負面的境遇如同影片男主角大衛一樣，他將總總憤怒積壓在心底，一心認為只要多遷就忍讓，這世界就會善待並適可而止，然而，現實的殘酷總是事與願違。他的自卑、隱忍與謙讓蘊釀到某一天終於抓狂而翻天覆地，因而被法官判定參與三十天的情緒管理課程，才學會認識自己且看見自己的憤怒。

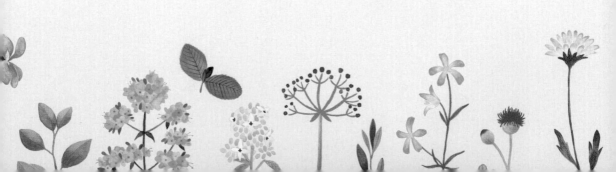

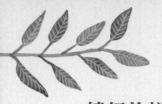

憤怒的樣貌

「每一個憤怒成人的背後，都有一個受傷的孩子」，憤怒是一種力度張狂的情緒表現，但在華人社會環境中卻教育我們應該溫和謙遜、忍讓有禮，人們把憤怒當成糟糕、負面的情緒表現，並且任意貼上了「EQ低、修養不夠」的標籤，以致於不少人終其一生都在「刻意控制」自己的情緒彰顯，好讓自己成為一個和煦善良的好人。

然而，那些看不見或刻意隱藏的憤怒總會轉嫁，在無形之中將身心侵蝕得千瘡百孔，我們再用相同的模式，去嚇阻遏制我們的孩子：「不該隨意發怒！」反倒剝奪了孩子認識情緒、了解憤怒的機會，如同我們年幼的時候，也是如此被教育，而演變成了世代輪迴。憤怒的語詞也有強弱之分，從不高興、生氣、憤怒、發飆、抓狂…等就有著明顯的文字差異，從情緒的內斂到肢體的呈現，至衍生出火山爆發及難以掌控的局面，所有的導火線都來自於情緒的不舒坦！當情緒不舒坦時，就該應允一個疏通的出口，何苦把憤怒汙名化、強行塞入情緒的誤區呢？唯有坦誠以對、去認識憤怒背後的原因，才得以真正掌控且用合宜的方式去釋放憤怒的情緒。

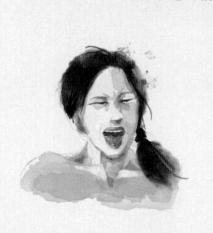

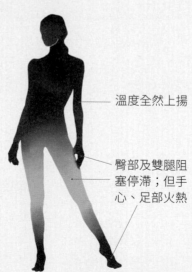

—— 溫度全然上揚

—— 臀部及雙腿阻塞停滯；但手心、足部火熱

情緒表徵

突如其來的憤怒猶似在腦海中投下一顆原子彈，容易讓理智瞬間被炸得灰飛煙滅。

生理狀態

突如其來的火氣噴發，呼應了「怒髮衝冠」這句話，心跳、呼吸、血壓…等皆不免急促上升。

體感溫度

人體的溫度全然上揚，憤怒的豔紅讓上半身溫度高張，影響臀部及雙腿阻塞停滯，僅存足部及手心火熱，好為即將來臨的戰鬥做好準備。

強弱影響

憤怒是一種防禦保衛的反應本能，倘若過於強大將生發壓力、恐懼與鬥爭，但若過於衰竭就會導致壓抑、低估自我價值並影響人際間的親密互動。

為什麼會有怒的情緒？

每個生命新生初始、開始探究這個世界的同時，也在學習著如何傳遞需求的訊號。隨著年歲增長，我們的臉上漸漸出現多樣性表情，有時孩子微笑只是被逗弄的反射表情，有時哭泣與憤怒卻是直接的訊息傳遞，只為告訴大人們：餓了、渴了、睏了、痛了、驚嚇了、不舒服了，又或是感到孤單了，這樣的情緒表達很直接、也很純粹，儘管大人們多難以意會，但孩提時的我們卻是認真無比，只為傳遞我們真實的需求。

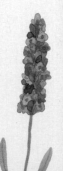

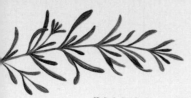

對於怒，如何聽它說、面對它？

　　我們都曾經憤怒過！生氣的時候會心跳加速、呼吸急促、情緒或心緒會瞬間高張，伴隨心慌、難以思考、肢體緊繃僵硬…等。如果你曾覺察這種強烈的生理感覺，相信沒有人會喜歡處在憤怒激揚的情緒裡，因為這樣的情緒大多極為偏頗，會讓人變得不容思考且難以聽進任何話語；倘若未能即時有緩解的契機出現，這樣過於炙熱的突顯，容易讓人深陷其中而難以自拔。唯有真誠面對，別把憤怒當成負面情緒才是解方。你可以拿出紙筆，試試「自由書寫」，寫下你生氣時的所有感受及想法，讓自己從極其憤怒的狀況下先行抽離，嘗試探索引發你情緒的絲弦，並檢視憤怒背後的主因；只有擁抱憤怒，才得以看見憤怒背後的挑釁恐懼、傷害威脅、挫折無助、被冒犯或冤枉，讓憤怒不再成為影響人際的替罪羔羊，也好學習調整人際情感的溝通與表達。

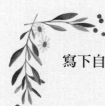

- -

　　寫下自己情緒憤怒的事件，憤怒的背後究竟想要表達什麼？

- -

● 源自恐懼的憤怒種子

我曾在峇里島上了一堂內臟情緒按摩課程，參與的是來自多國的身體療癒按摩者，透過內臟按摩，藉以一一釋放躲藏深處的情緒、壓抑與哀傷。在一場「與子宮對話練習」的課堂上，學員們兩兩互練，其中一位透過子宮按摩釋放，竟牽引出十年前她生第一胎難產的經歷回溯，只見她扳開雙腿大聲嘶吼，求著眾人救她、幫助她生下肚子裡的孩子，她當下滿頭大汗、聲嘶力竭不已。我走過去、摸著她的肚子，引導她調整呼吸，時而放鬆、時而用力。十五分鐘後，在同學們的加油祝福聲中，孩子終於出生了，只見她瞬間釋放了緊繃的身體，轉而嚎啕大哭了起來，待情緒平復後，她才說起那一胎產程的過往⋯。

原來，當年的產程整整拖延了近兩天一夜，在她已近虛脫、就快昏厥的情況下生下孩子，對於孩子誕生的那一刻她毫無印象，唯有的殘存記憶只有那瀕臨死亡的痛楚與恐懼，以致於產後沒有為人母的喜悅。她說每當看到孩子，身體總不由自主地顫抖，好似那一波波疼痛又再次襲來，這樣的生理反應讓她極其憤怒，因此這十年來、她一直躲避著與孩子接觸，就算明知不該，但她就是無法對孩子賦予母愛⋯而在教室裡發生的產程回溯，讓她真實參與了孩子的出生與到來，在孩子離開她身體的那一刻，她的嚎啕大哭蘊含著對孩子深深的歉意與渴望即刻彌補的母愛。

● 情緒也可能來自於胎兒時期的牽動

在我眾多嬰幼兒個案族群裡，異位性皮膚炎是最為常見的，就芳療的病理與情緒論述，我們會說「皮膚是呼吸輔助的器官」，而皮膚的敏感多來自於情緒的憤怒或緊張。聽到這件事的媽媽們的反應都是：「怎麼可能？」孩子還這麼小，哪來的情緒？哪來的緊張？其實，每

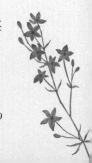

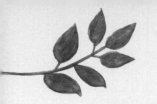

一個人的到來，都是經由卵子受精、胚胎著床、心臟開始跳動後，就接受著來自於母親的種種，我們透過臍帶與母親生命相連，在子宮裡吞嚥著羊水、感受著專屬於母親的溫度與馨香，母親的心跳伴隨著我們分分秒秒，母親的情緒悸動左右了我們的心緒且引起生理的波濤。因此，在胎兒時期所造就的影響，將會牽動神經跳躍而撩撥身心和諧，所以世界各國都極力推動「嬰幼兒按摩」，希望透過肌膚的按摩撫觸練習撫平生產時的創傷，有助孩子穩健生長，且感受著來自於親情的接納與呵護。

在陪伴異位性皮膚炎團體朋友的經驗裡，我們發現身體有過敏反應的孩子，常伴隨著情緒的高低起伏或睡眠品質的失調。芳療在嬰幼孩童的相關研究顯示，使用羅馬洋甘菊及金盞花甜杏仁浸泡油，得以協助緩解搔癢或過敏反應，主要在於鎮靜神經的敏銳性，穩定免疫反應，且同步達到消炎及緩和的效果。

我們通常會教導父母幫孩子簡單塗抹上述提到的浸泡油，並進行簡易的嬰幼孩童按摩，進而發現儘管精油應用成效皆屬良好，但在施行按摩撫觸之後，孩子夜晚多能睡得較為安穩，夜間啼哭或半夜驚醒的頻率明顯銳減，相對地也讓父母能一夜好眠，這樣的發現大幅增加實施撫觸按摩的意願，無形也遞增了親子間親密的互動鏈結。

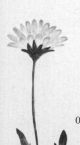

面對憤怒－活化性輪的精油植物

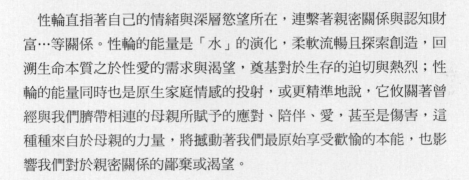

對應脈輪　性輪（Sacral Chakra；梵文－Svadhishthana）
對應器官　生殖器官、骨骼肌肉
對應能量　感覺‧創造

性輪療癒精油　玫瑰草、玫瑰天竺葵、快樂鼠尾草、貞潔莓、依蘭

　　性輪直指著自己的情緒與深層慾望所在，連繫著親密關係與認知財富⋯等關係。性輪的能量是「水」的演化，柔軟流暢且探索創造，回溯生命本質之於性愛的需求與渴望，奠基對於生存的迫切與熱烈；性輪的能量同時也是原生家庭情感的投射，或更精準地說，它攸關著曾經與我們臍帶相連的母親所賦予的應對、陪伴、愛，甚至是傷害，這種種來自於母親的力量，將撼動著我們最原始享受歡愉的本能，也影響我們對於親密關係的鄙棄或渴望。

　　若想要調整性輪失衡，我們可以協助按摩自己，透過提振體表的觸覺感官，重新啟動皮膚對於外界的刺激與感覺，用雙手溫柔滑撫且輕扣揉轉，重拾肌膚對於被碰觸的兒時記憶，那躺在母親懷中被撫摸、被擁抱、被全然呵護與被愛的感受。

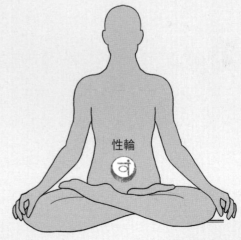

性輪

玫瑰草 *Palmarosa*

🌿 拉丁學名：*Cymbopogon martinii*

又名「馬丁香」或「印度天竺葵」，喜愛空氣潮濕且土壤肥沃的環境，蘊含青草香甜、氣味甜美馥郁層次豐富，自古多用來平衡情緒躁動，協助傾聽內在身心需求，撫慰身心提升正向能量。

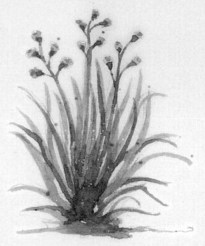

植物科別	禾本科香茅屬
萃取部位	全株（蒸餾）
療癒本質	前調
香氣特徵	優雅草本香味，複合玫瑰與天竺葵氣息
化學屬性	單萜醇80〜90%、單萜烯1〜3%、酯類2%、倍半萜醇2%、醛類<1%
療癒特性	消炎殺菌、抗病毒（天然退燒劑）、極佳滋補（利於神經、子宮、心臟）、止痛、助消化、促進細胞更新
情緒對應	鎮定中樞神經、緩壓、抗焦慮、釐清思緒
安全規範	無。敏感肌膚可稍降低劑量

玫瑰天竺葵 *Rose Geranium*

🌱 拉丁學名：*Pelargonium roseum*

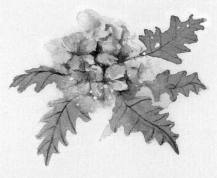

幾世紀以來、人們深信玫瑰天竺葵極具身心療癒特性，其氣味溫潤飽滿蘊含玫瑰馨香，極致緩壓鎮靜，在霍亂時期曾被用來淨化殺菌，是女性保健極度推崇的調香之一，亦被稱作「窮人的玫瑰」。

植物科別	牻牛兒科天竺葵屬
萃取部位	葉子（蒸餾）
療癒本質	中調
香氣特徵	氣質迷人，如同置身於廣大花叢之中、蘊含強大療癒功效特性
化學屬性	單萜醇55%、酯類18%、單萜酮<10%、單萜烯、氧化物
療癒特性	抗感染、抗菌、抗黴菌、極佳皮膚養護（平衡皮脂）、止痛
情緒對應	神經滋養、鎮定安眠、抗憂鬱、抗疲憊以及神經衰弱、撫平內心深層傷痛
安全規範	無

快樂鼠尾草 *Clary Sage*

🌿 拉丁學名：*Salvia sclarea*

快樂鼠尾草擁有迷幻釋壓的幸福提振作用，其淡雅花香蘊藏木質溫暖與草本氣息，極佳鎮定的效果得以撫平神經悸動，調節淨化，亦以「清澈之眼」著稱。

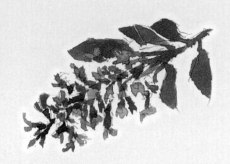

植物科別	唇型科鼠尾草屬
萃取部位	花頂及葉子（蒸餾）
療癒本質	中調
香氣特徵	甜美堅果複合香氣
化學屬性	酯類75%、單萜醇、單萜烯、倍半萜醇、倍半萜酮、單萜酮、醚…等
療癒特性	荷爾蒙理療（改善經血不足和週期紊亂）、抗感染、催情壯陽、解痙攣、緩解肌肉緊繃、止痛、助消化
情緒對應	增加幸福感受、舒緩緊張壓力、提振副交感神經、緩解歇斯底里型頭痛及失眠
安全規範	哺乳期、孕期忌用。使用前、後一小時不可飲酒

貞潔莓 *Viter Berry*

🌱 拉丁學名：*Vitex agnus castus*

貞潔莓是歐洲傳統藥草，其漿
果可以平息性慾，用以撫平修士
們悸動躁動的身心，氣味獨特且
濃郁馨香，多作為荷爾蒙平衡保
健的極佳良方。

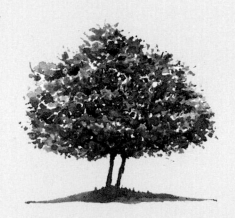

植物科別	馬鞭草科牡荊屬
萃取部位	果實（蒸餾）
療癒本質	中調
香氣特徵	氣味獨特，蘊含清新爽朗的明媚氣息
化學屬性	單萜烯45～68%、氧化物22%、倍半萜烯、單萜醇、酯類
療癒特性	荷爾蒙調理（經期保健、經前症候群、更年期）、鎮定安眠、身心壓力緩解
情緒對應	女性情緒的全方位保健
安全規範	嬰幼兒、孕期忌用

依蘭 *Ylang Ylang*

🌿 拉丁學名：*Cananga odorata*

依蘭有著艷黃花瓣，隨清風搖曳散播著獨有的魅惑氣息，緩壓催情，能夠深度放鬆神經，讓人摒除日常紛擾，提振身心歡愉，具有擁抱幸福的力量。

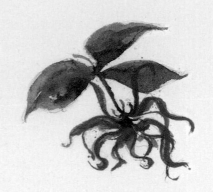

植物科別	番荔枝科依蘭屬
萃取部位	花朵（蒸餾）
療癒本質	中調
香氣特徵	濃郁調性、魅惑催情
化學屬性	倍半萜烯36%、單萜醇22%、苯基酯20%、醚類9%、酯類
療癒特性	止痛、抗痙攣、抗菌、催情、降低血壓、平衡油脂分泌
情緒對應	安撫鎮靜、抗憂鬱、促進腦內啡生成與血清素製造
安全規範	使用過度可能導致頭痛和反胃。另外也可能刺激敏感皮膚，不建議用在發炎的肌膚及濕疹上

性輪療癒配方及使用方式

以下精油是以配方比例建議，也可以做為滴數建議（例如：植物油5ml＋複方調和油5滴／5%，調製方式請參照Chapter9）

性輪失衡 療癒方向	精油配方	使用方式
撫慰身心提升 正能量	玫瑰草 💧💧 玫瑰天竺葵 💧💧 快樂鼠尾草 💧	芳香噴霧、 嗅吸棒、護唇膏
緩和憤怒緊繃	玫瑰草 💧💧 玫瑰天竺葵 💧💧 依蘭 💧	嗅吸棒、乳液、冷敷
催情壯陽	玫瑰天竺葵 💧💧 快樂鼠尾草 💧💧 依蘭 💧	按摩油、熱敷、 嗅吸棒
荷爾蒙平衡調理	玫瑰天竺葵 💧💧 快樂鼠尾草 💧💧 貞潔莓 💧	嗅吸棒、乳液、乳霜
舒緩緊張、 增加幸福感受	玫瑰天竺葵 💧💧 快樂鼠尾草 💧	嗅吸棒、擴香、 熱蒸吸嗅

精油 使用注意

快樂鼠尾草、貞潔莓、依蘭…等多與荷爾蒙相關，故不建議使用於嬰幼孩童，連孕婦都應避免使用哦！另外針對肌膚敏弱的人，仍應注意依蘭使用劑量。

生活隨香應用

增加飲食風味的香草束

亞洲人在端午時節,挨家挨戶總會在門外掛上代表平安淨化的菖蒲、艾草束,以求驅瘟避疫。然而在歐洲,大多採擷香草花卉加以綁成香草束,收攏的香草束充斥著多樣性植物的馨香。香草束除了吊掛擴香,還可以作為製作高湯、醬汁、湯品的秘密香氣關鍵,例如:用綿繩將玫瑰草、玫瑰天竺葵及快樂鼠尾草綑綁成束,再放入湯底覆蓋悶煮,植物香氣就會增添食物烹調的風味,並開拓飲食的香氣美好。

增添香氣的驅蟲植栽

香草盆栽的種類繁多,在居家栽種得以增加空間香氣之外,有時還有驅蟲效果。例如:在夏季極受人喜愛的「天竺葵」,據說葉脈內蘊涵獨特分子,故香氣豐富,有著草葉馨香,混合檸檬及玫瑰的氣息,卻是蚊蟲極其討厭的氣味,又稱「驅蚊草」。特別適合放置於玄關或是室內,作為天然驅蚊防禦之用,然而是否真有成效,我倒覺得見仁見智,不妨採買一盆居家放置試試!如果純粹喜愛天竺葵的香氣,可剪下天竺葵的枝葉,放入酒精或伏特加中浸泡一週,讓天竺葵的獨特香氣釋放,取出汁葉後瀝淨液體,就可裝入噴瓶中儲存使用!

釋放情緒的療方

情緒自由書寫

　　「情緒自由書寫」是一種自我敘事的書寫方式，寫下相關連的生活經歷，用文字書寫或鍵盤打字去回溯生命歷程，書寫過程不需多加思索，只需輕鬆寫、想寫什麼就寫什麼，唯一的原則是不要停下，持續書寫十分鐘。進行自由書寫前，先找一個安靜舒心的空間，預留些時間，讓自己透過文字全然抒發，再次審視那曾經過往，療癒曾遭受的傷害及哀傷。

　　倘若時間空間不允許，也可以簡單用一段文字去描述你當下的情緒來源，例如：

1. 我現在很生氣也很沮喪，我不敢告訴她我喜歡她，因為我擔心我不夠好，更擔心她會拒絕我，但我又生氣自己不夠勇敢⋯

2. 今天我跟他發了一頓好大的脾氣，但我不是故意的，我只是希望他能對我多用點心，我好怕失去他，但一次次的憤怒，好像只會把他越推越遠⋯

嘗試寫下情緒自由書寫後的身心感受⋯

Chapter 4

悲的情緒

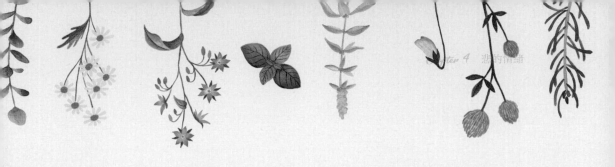

閱讀本章前⋯ 認識情緒

　　《比悲傷更悲傷的故事》是 2018 年由林孝謙導演拍製，一部極其虐心的電影，故事講述從高中時期就相依為命的男女主角，為了成全對方而掩藏深深的愛意，直到男主角即將死亡的時刻，兩人才頓然醒悟，就算悲傷，也要把美好的笑容留給彼此，相伴共度了最後獨處的時光，故事情節觸動人心，卻也留下了為何不奮不顧身勇敢愛一次的遺憾。

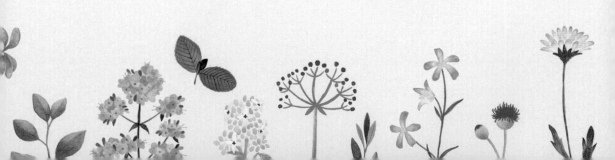

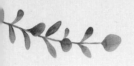

悲傷的樣貌

　　悲傷的情緒極其強烈，進而影響身體、心智及人際健康，美國精神病學家伊麗莎白‧庫伯勒‧羅斯（Elisabeth Kübler-Ross）在1969年將悲傷劃分出五階段（The Five Stages of Grief），以探討面對悲傷及災難事件的過程：

● **否認／隔離（Denial & Isolation）：不應該是我！**

　　剛發生悲傷或災難事件時，多數人會慣以否認，以行自我保護。

● **憤怒（Anger）：為什麼是我？**

　　當越過否認階段，偌大的挫折與不甘就會引發質疑及憤怒。

● **討價還價（Bargaining）：能夠不是我嗎？**

　　當發現憤怒也無法改變事實時，會透過期盼及祈求，以期延緩事件的到來。

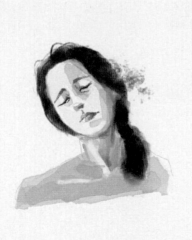

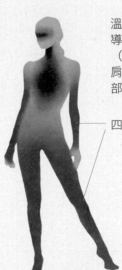

溫度的散失影響導致頭部、鼻腔（嗅覺系統）、肩部、胃臟及腹部能量停滯失衡

四肢冰凍寒涼

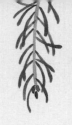

- **憂鬱／沮喪（Depression）：活該是我！**

一旦發現事件仍無法得到改變，無力感會消弭身心，甚至感到消極、憂鬱沮喪。

- **接受（Acceptance）：就是我！**

唯有拋卻憂鬱沮喪，面對生命無常，才能學會放下且接受。

悲傷反應並非線性，也沒有一定的順序，每個階段所表現的強弱只是呼應「悲傷的事件」以及「面對的態度」。處理悲傷沒有固定公式可解，因為每個傷痛都是獨立的需求樣貌，只能逐一拆解，適時尋求資源與協助，不需要勉強裝作一切安好，也不用強迫自己迅速回歸正常軌道，留點時間探究悲傷，也試著逐一收攏悲傷在你身體及心理造成的影響。有人說：「悲傷是孤獨的體驗！」如果你的悲傷也夾帶著孤獨感，那麼就要更用心學習體會，好好地過當下的生活。

不妨學習擁抱悲傷，同時試著理解悲傷是正常的、哀痛也是正常的，不需要再將這些真實存在的情緒麻痺掩蓋，適時給它一個出口，讓它得以沐浴在陽光之下，感受支持與生存的力量。

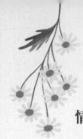

情緒表徵

悲傷的情緒通常夾雜「悲」與「痛」，隨著大腦連結反映出不同強度的展現。

生理狀態

悲傷的情緒將充斥胸膛，緊緊壓迫胃臟，呼吸悶塞並導致喉嚨緊縮，有時會產生自覺性莫名心痛。

體感溫度

溫度的散失影響導致頭部、鼻腔（嗅覺系統）、肩部、胃臟及腹部能量停滯失衡。

強弱影響

悲傷會影響全身器官機能與循環，過於強烈會導致生理難以負荷且引發周身損傷，而趨弱則會生發逃避與不願面對的躲藏。

為什麼會有悲傷的情緒？

悲傷是所有人類共有的經驗，通常情緒的觸動來自於「失去」，例如：失去信任、失去一段關係、失去心愛之物、失去重要的親友或另一半、失去有如家人的寵物…等。而失去的人事物在生命中「刻骨銘心的程度」與「是否得以替代」會強化悲傷的強度，也延展了悲傷作用的時間。

對於悲，如何聽它說、擁抱它？

悲傷的情緒有時大到足以翻天覆地，可以歷經數月、甚至數年之遙，全然取決於造成傷痛的因素，而且這種悲痛不是一次性的反應，有時面對特定的人事物、特定的時空與日子，悲傷的情愫總會再次掀翻回憶、大肆翻騰。尤其是親人、寵物離世，若再加上遺憾、愧疚、自責悔恨，如此的「複合型傷痛」通常就需要更強大的力量去面對疏通，無法單靠時間撫平傷痛，如果長期壓抑、刻意遺忘或逃避，痛楚會分化為細小的塵埃，卡在縫隙組織間，時間久了也會發炎。

悲傷需要溫度、需要擁抱、需要面對且被看見。此時，你可以用雙手圍繞好好擁抱自己，去溫暖因為悲傷而引發的哀痛與寒冷，透過擁抱允許自己的情緒展現，好好感受呼吸與心跳，溫柔地告訴自己現在一切都好！

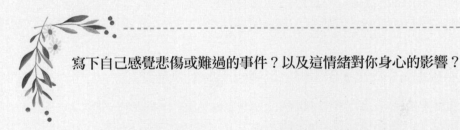

寫下自己感覺悲傷或難過的事件？以及這情緒對你身心的影響？

● 悲傷不是時間就能解決的情緒，而是需要學會放下的經歷

　　每晚看著孩子淚痕未乾的睡臉，她總是萬分自責，重複在孩子耳邊輕聲說著抱歉！三年前，母親因病驟然離世的打擊讓她丟了工作，此後她專職在家照顧孩子兼休養，但母殤的痛實在太過悲痛，她每日渾渾噩噩總難以照料家庭瑣碎之事，尤其當孩子哭鬧，時不時激起她心生怨恨，要不是當年孩子出生，她也不會見不著母親最後一面！

　　母親離世前交代別發布死訊，只為了怕影響她坐月子的安寧，但那是她相依為命的母親呀！逼問老公後得知母親已然入土之際，她崩潰了，眼淚整整潰堤了三天，她趴在母親墳前尋求她的原諒，聲聲祈求著她回來！但空間裡只有她的哭聲迴盪，不再有母親的絲縷聲響。她當時的情況很糟糕，不吃、不喝、不睡，每日就坐著發呆，老公帶她去身心科就診，開了些藥物但也不見好轉。直至一天，婆婆把新生的孩子放到她的懷裡，她的意識才逐漸回神，感受到在懷中靜靜沉睡的孩子，溫暖的碰觸與專屬稚嫩的體香，但這樣的接觸沒有喚醒她的母愛，反倒提醒她為人子女的失敗。

● 連時間都無法平復的傷，以撫慰和擁抱來癒合

　　爾後日子一天天過去、她的狀況也略顯好轉，唯獨時常叨唸：「要是孩子不在那時出生，我就能夠跟媽媽好好告別！」漸漸地，她會在孩子玩得盡興或吵鬧時打著孩子，口中並不時罵道：「要是你沒有出生就好了！要是你沒有出生就好了！」在旁看了數次的老公擔憂不已地詢問我，芳療能夠如何協助老婆？於是我調製了緩解悲傷的空間噴霧給他，並告訴他這劑香氣需要搭配的一劑藥引，讓他帶著回家。

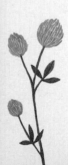

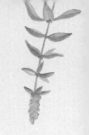

數天後,他來電告訴我成效,說道原來老婆要的不是時間,而是他替代母親給予的撫慰與擁抱!那天他到家後,照我說的告訴老婆:「我知道失去媽媽的妳很痛苦也很自責,但在媽媽彌留的時候,他交代我要像她一樣愛妳,要延續著她對妳的愛,有我在你身邊,媽媽的愛就永遠都在」,接著把老婆抱在懷裡,並輕輕撫摸著她的頭、滑撫著她的背,就像從小到大媽媽對他的呵護。她瞬間卸下盔甲,趴在老公身上嚎啕大哭了起來,嘴巴不時說著:「媽… 對不起!對不起!」他用母親的口吻回覆說著:「媽媽不怪妳!只要妳過得幸福快樂!媽媽就沒有遺憾了!」

● 過度壓抑哭泣,悲傷的情緒會傳達到臟腑

人們常說:「男生不能哭!」,但哭泣是種情緒表達,何苦有男女之分,不妨依循感性腦及理性腦的協調,讓自己的情緒有所釋放。我接觸過一位男性個案,他有胃食道逆流及脹氣的病況,經過西醫評估檢測及中藥的長期調養,宿疾持續延宕且未能緩解。

初次芳療諮詢過程中,他談及此病症是從兒時就有的症狀,我請他回憶兒時過往的記憶,他說到兒時權威的父權教養,就連高一時父親意外離世,他都沒有落淚,因為他謹記父親教誨:「你是男生,不准哭!」,也從那時起、胃痛的症狀就逐漸升發,隨著年歲漸長,他也習慣把傷痛及委屈吞下隱藏,久而久之就好像忘了流淚該是什麼模樣。我建議他正視自己的情緒並找到適合的方式發洩,隔週末他主動聯絡我,說他去看了場悲傷的電影,在電影院裡整整哭了一個多小時,好似把從小到大的屈辱哀痛宣洩而出,也正式面對了失去父親的傷痛及思念之情。

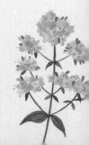

面對悲傷－活化胃輪的精油植物

對應脈輪　胃輪（Solar Plexus；梵文—Manipura）
對應器官　消化系統、人體信念核心
對應能量　力量・勇氣

胃輪療癒精油　甜橙、薰衣草、山雞椒、甜茴香、黑胡椒

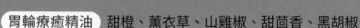

　　胃輪意指「寶石所在地」，像太陽般閃耀，是人體發光發熱，並置於人體軀幹中軸的能量中心，故又稱作「太陽輪」。胃輪是人體信念及意志力的核心，掌管著生命存在的力量與勇氣，其對應的器官於消化系統，主掌胃腸的吸收及代謝，呼應著胃輪的生發輪轉。

　　而悲傷的情緒時常儲存在胃臟，如同我們兒時，每當緊張難過，胃通常首當其衝地先產生不適反應，胃部的展現透露出人體對於信念及勇氣的失衡，唯有當意念確切、核心意識穩固，悲傷的情緒表徵即得以受控穩健，倘若核心意識低下或失衡，則胃輪將觸發「哀」的感知，使得情緒生發，增長沮喪、悲傷、悲泣、悲痛、哀傷、哀痛、哀鳴、哀嚎…等關乎於「哀」的情緒感官。

胃輪

甜橙 *Sweet Orange*

🌿 拉丁學名：*Citrus sinensis*

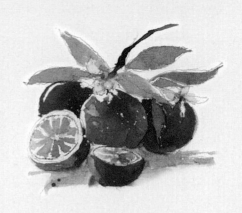

　　甜橙溫暖柔和，具有陽光般的明亮特質，氣息怡然舒暢，好似在幽暗僻靜的林間，瞬間從樹梢穿越而下的曙光，帶給人無窮盡的溫暖與希望，可排解身心壓抑與情緒感傷。

植物科別	芸香科柑橘屬
萃取部位	果皮（冷壓）
療癒本質	前中調
香氣特徵	橙皮馨香、溫暖圓潤，讓人感到心情愉悅
化學屬性	檸檬烯>90%、單萜醇5%、檸檬醛1.5%、橙花醇
療癒特性	健胃助消化、緩解痙攣、提振身心免疫、安眠、頭痛及偏頭痛
情緒對應	對於抗憂鬱有極佳效果、能安撫鎮定情緒性失眠與精疲力竭的現象
安全規範	少數人會有極微量光敏反應；另外很適合用於嬰幼孩童的情緒呵護

純正薰衣草 *True Lavender*

🌿 拉丁學名：*Lavandula angustifolia*

純正薰衣草是極為柔和暖身的香氣，它包山包海、療癒廣闊，鋪陳出一片沉靜紓壓的紫色絢麗，得以撫平身心震盪、分離焦慮或緩解抑鬱。

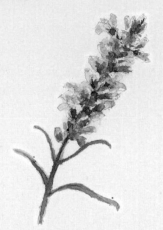

植物科別	唇型科薰衣草屬
萃取部位	花苞與莖葉（蒸餾）
療癒本質	中調
香氣特徵	清新優雅、強大藥草香氣
化學屬性	沉香醇／乙酸沉香酯50%、單萜烯8%、單萜酮<4%、倍半萜酮
療癒特性	殺菌抗病毒、祛痰、護膚、放鬆止痛、解痙攣、通經、利尿、助消化
情緒對應	平衡中樞神經、緩解抑鬱、失眠、偏頭痛、神經緊繃與壓力相關問題
安全規範	懷孕初期忌用，哺乳期及嬰幼孩童避免過度使用

山雞椒 *Litsea cubeba*

🌿 拉丁學名：*Litsea cubeba*

山雞椒即台灣特有山林原生物種「馬告」，有著鮮明香甜檸檬醛夾帶辛辣胡椒氣息，帶來略似檸檬馬鞭草的活躍香氣，蘊藏陽光普照的暖心動力。

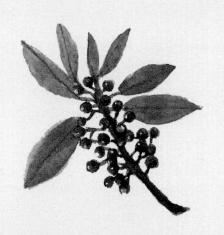

植物科別	樟科木薑子屬
萃取部位	果實（蒸餾）
療癒本質	中調
香氣特徵	清爽檸檬氣息，溫潤爽朗宜人
化學屬性	檸檬醛80%、檸檬烯<5%、香葉醇<1%、酯類
療癒特性	極佳抗病毒、抗感染、調順消化機能、消炎收斂、緩解血壓、心臟滋補劑
情緒對應	心靈淨化、提振副交感神經、對於舒緩情緒有極佳效果、緩解焦慮、躁鬱及失眠…等
安全規範	宜注意使用劑量，過多恐導致皮膚刺激不適

甜茴香 *Sweet Fennel*

拉丁學名：*Foeniculum vulgare*

甜茴香是歐洲常見野生香草，獨特微甜類似亞洲八角的甘草氣息，在消化運作上極具成效，故常作為烹調香料使用。蘊含特有的雌激素，可為肌膚及身心靈帶來專注、平衡與活力。

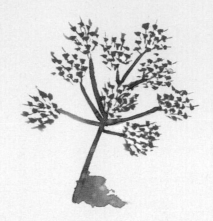

植物科別	繖形科茴香屬
萃取部位	乾燥磨碎的種子（蒸餾）
療癒本質	中調
香氣特徵	氣味強烈充斥味蕾、混和著香料獨有的氣息
化學屬性	醚類（反式茴香腦）70～82%、酮類（茴香酮）10%、茴香醛、單萜醇
療癒特性	健胃整腸、驅風消脹、抗痙攣、麻醉止痛、通經催乳、呼吸調順、提升免疫
情緒對應	緩解神經性緊張而引發的呼吸困難、荷爾蒙干擾引起的情緒問題
安全規範	1.嬰幼兒、孕婦、婦科疾病者、癲癇者忌用 2.具神經毒性，故不宜長期或高劑量使用

黑胡椒 *Black Pepper*

🌾 拉丁學名：*Piper nigrum*

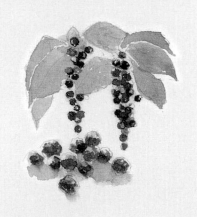

　　黑胡椒有著溫暖防禦、提振心情的馨香，帶動人體活絡疏通順暢，得以舒緩緊繃且溫潤沮喪憂鬱的情緒，其暖和特質可用於肌肉關節養護、促進消化代謝與提升心靈相關照護。

✳ ● ✳ ● ✳ ● ✳ ● ● ✳ ● ●

植物科別	胡椒科胡椒屬
萃取部位	乾燥磨碎未成熟的果實（蒸餾）
療癒本質	中調
香氣特徵	積極強烈活絡氛圍、散佈溫暖胡椒馨香
化學屬性	單萜烯40～60%、倍半萜烯30～35%、倍半萜醇8%、氧化物<5%
療癒特性	止痛、抗痙攣、消化保健、促進肝臟機能、促進紅血球生成、止咳化痰、促循環、促發汗
情緒對應	催情（性冷感）、舒緩焦慮、抵禦嚴寒般的身心感受
安全規範	1.強烈紅皮劑 2.使用過量易造成肌膚刺激及腎臟受損，需注意劑量。另外，嬰幼兒、孕產婦、體虛者應更加注意

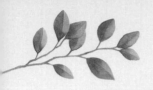

胃輪療癒配方及使用方式

以下精油是以配方比例建議，也可以做為滴數建議（例如：植物油5ml＋複方調和油5滴／5%，調製方式請參照Chapter9）

胃輪失衡 療癒方向	精油配方	使用方式
促進消化吸收	甜橙 💧💧 山雞椒 💧💧 甜茴香 💧	乳液、乳霜、 嗅吸棒
促進消化代謝	甜橙 💧💧 甜茴香 💧💧 黑胡椒 💧	按摩油、熱敷、乳霜
雌激素相關 情緒調理	純正薰衣草 💧💧 山雞椒 💧💧 甜茴香 💧	乳液、芳香噴霧、 護唇膏
推動淋巴、 消水腫	純正薰衣草 💧💧 山雞椒 💧💧 黑胡椒 💧	水油凝膠、乳液、 按摩油
哀傷緩解	甜橙 💧💧 山雞椒 💧💧 純正薰衣草 💧	芳香噴霧、 擴香、嗅吸棒

精油 使用注意

果皮冷壓萃取之柑橘類精油有著不等比的感光分子，故皮膚過敏或代謝差者需注意劑量，且於使用後的六至八小時避免直曬太陽。山雞椒、黑胡椒有局部增熱促循環特性，故肌膚敏弱者忌用。而甜茴香蘊含獨特化學分子，癲癇、嬰幼兒、孕產婦應避免使用。

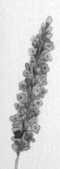

生活隨香應用

烹調與日常使用

乾燥的山雞椒及甜茴香種子十分適合作為烹飪馨香，尤以針對難以消化的肉類食品可參酌調製，以促進消化、增添食物香氣且提振食慾；在歐美，甜茴香還有一項絕妙功效，可取約4g甜茴香放置茶包袋中，以熱水沖泡，即是適合泌乳媽咪的茶飲喔！然而甜茴香有雌激素相關干擾成分，因此不建議泌乳媽咪每日飲用，偶而在需要時補充使用即可！

柑橘類果皮富含愉悅氣息，果肉食用後留下果皮，放置紗袋內，再將之吊掛在通風處，極可散播滿室柑橘的喜悅馨香。讓果皮在室內稍事風乾，將其放入75%消毒酒精中，讓果皮內的芳香分子加以釋放，二十四小時後即可取出果皮，完成「柑橘酊劑」，平時用以淨化室內環境與空氣。

薰衣草的日常使用極為廣泛，將乾燥的薰衣草花苞放置於紗袋中，可作為日常空間淨化；放置於衣櫥、鞋櫃或被褥中薰香，得以讓薰衣草的芬芳遍佈於整個空間裡；也可將之放入茶包袋中沖泡，給予傍晚的疲憊身心一杯紓壓溫暖的香氣，又或者放入油品或蘋果醋中浸泡，封緊瓶蓋，於陰涼處放置四週後，即可取得蘊含薰衣草風味的薰衣草油及薰衣草醋囉！

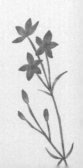

釋放情緒的療方

撫觸按摩

　　觸摸是人類最早學會的語言之一，也是最原始代表親密的肢體碰觸。在所有的感官發展中，觸覺發展在寶寶出生時高過其他感官，我們從嬰兒時期就開始學習觸碰，也能輕易理解觸碰的意涵且幾乎是直覺反應。溫柔撫觸會減低交感神經的刺激、增加副交感神經的作用，使得脈搏平和、血壓降低、皮膚溫度逐漸升高，達到神經鬆弛、壓力緩解的效果。尤其是被自己或被所愛的人輕柔地撫觸或按摩，不僅能減輕疼痛、紓壓解鬱，還能使彼此關係更加緊密。為自己進行自我撫觸，你可以這麼做：

· 每天預留個舒適的時間與空間，讓舒心柔和的音樂伴隨撫觸。
· 穿衣或脫衣時，輕柔地撫摸自己，可以從頭到腳，也可以著重在不舒服的區域（例如：僵硬、疼痛處）。
· 撫摸力道輕柔、速度緩慢，可以用雙掌直行推滑或者繞圈旋轉。
· 每個部位進行的撫觸，針對僵硬疼痛之處再增加次數，加倍給予溫柔呵護。
· 進行撫觸時，請讓雙手好好感受肌膚溫度與肌肉張力，而被碰觸的部位也請感受來自於滑撫所產生的感覺與觸動。
· 每日進行滑撫按摩的時間不限，只要是身心舒服的範圍內即可。
· 滑撫的最後，請給自己一個有力的溫暖擁抱，並給自己一句鼓勵的話語。
· 當然，也可以利用會起泡的沐浴品，進行全身性滑撫按摩喔！

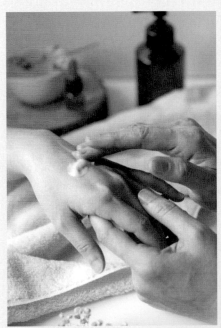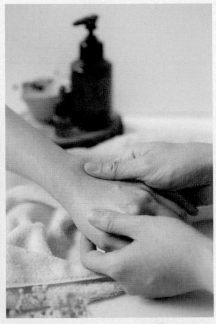

撫觸按摩時,建議使用大拇指加上拇指球,甚至是整個手掌,按摩者和被按
摩者彼此觸碰的面積越大越好。溫柔碰觸有利於調整人體的呼吸,會讓人逐
漸放慢呼吸頻率,進而緩和身心。

Chapter 5

樂的情緒

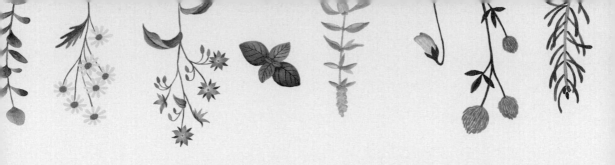

閱讀本章前…認識情緒

《逆轉人生（The Untouchables）》是 2011 年由奧利維那卡契（Olivier Nakache）、艾力克多倫達諾（Eric Toledano）所執導，改編自真人真事，是法國影史上的票房冠軍，且勇奪 2011 年東京影展最佳影片。全片以療癒喜劇呈現，講述一名在極限運動事故後導致頸部以下全身癱瘓的富翁，雇用了來自街頭的黑人青年作為看護，身份、地位、價值觀截然不同的兩人，在相處過程相互碰撞、融合，讓人看到生命的價值與真諦不在於貧窮富貴，而是放手體驗、勇於迎向人生。

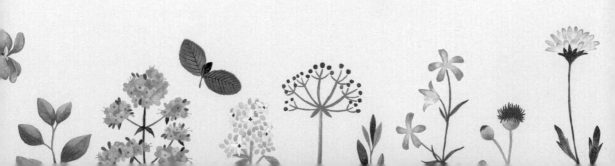

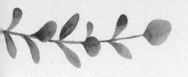

樂的樣貌

「樂」不僅只是情緒的表象，更摻雜了肢體或動作進而加乘呈現出來。「樂」是略為迅速的情緒，或許在你還沒享受歡樂的縈繞之前，就又被其他情緒所干擾！歡樂是一種日常壓力及情緒緩解非常好的要素，據研究顯示，歡樂所帶來的笑容能夠刺激大腦分泌生成三種能夠激勵生活的元素。第一種是「血清素」，以歡樂賀爾蒙著稱，得以讓人放鬆釋放壓力；第二種為「多巴胺」，是能夠激起快樂的物質，讓人變得積極且提升生活的動力；最後一種是「腦內啡」，它能帶來愉悅的幸福感受，讓人迅速激發喜悅。

「樂」看似生活良方，但就中醫學理而言、過於激烈的歡樂恐將傷身、損害心臟，就猶如連續劇要角中了頭獎，瞬間引爆的歡喜卻讓他突發倒地不起，這其中的關聯應該與呼吸、心跳及循環相關，因此過於衝擊的歡樂會讓心跳飆升。當人體呼吸換氣未能立即跟上時，恐引發過度缺氧，而極盡加速的循環也會讓人體各器官不堪負荷而引發生理損傷。因此儘管歡樂，仍要適可而止、適時而行。

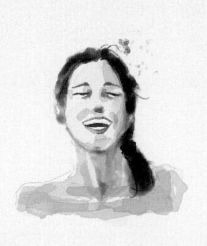

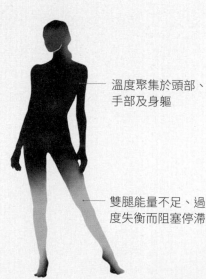

溫度聚集於頭部、手部及身軀

雙腿能量不足、過度失衡而阻塞停滯

情緒表徵

歡欣雀躍、時而坐立難安。

生理狀態

臉部、嘴角將會不由自主的延伸角度，身體細胞不由得歡聲鼓舞。

體感溫度

人體溫度聚集於頭部、手部及身軀，身心備感極度跳躍喜樂，卻也造成雙腿能量不足、過度失衡而阻塞停滯。

強弱影響

歡樂的敞開與阻塞，恐導致偏執、不容享樂，進而影響與人建立親密關係。

為什麼會有歡樂的情緒？

歡樂是人先天該有的基本情緒，有時不需經過思想判斷，純粹經由反射反應即會呈現。歡樂本身夾帶著滿足與獲得，當觸碰到相對應的開關時就會啟動，去展現全身性的喜樂歡笑。歡樂的相反情緒則是悲傷，可以說：「歡樂得以撫平悲傷，而悲傷得以驅除歡樂」，亦或者說，有些歡樂實則來自於「掩蓋悲傷的情愫表象」，若是如此就該探究那情緒並且劃分，進而尋求內心真實的樣貌。

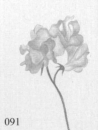

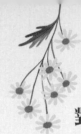

對於樂，如何聽它說、享受它？

　　歡樂的顯現極為直白，通常外顯大於內在，因此極具渲染與傳染力，看著他人大笑，你也會莫名漾開嘴角，歡樂的情緒極其美妙、得以彌補任何缺憾、帶動憂鬱哀傷、撫平身心悸盪。但如果外顯的歡樂只是一種掩飾的假象，則長久地逆轉鋪陳將導致身心虧損、而形成情緒生理上的失衡。因此，莫論真假歡樂，當情緒已然過於張揚，即可透過吸吐調整來平穩呼吸、心跳，好讓五感的感官更為清明顯著，進而使得歡喜的原因清晰、歡喜的程度穩當、歡喜的應對互動適宜、歡喜地接收與分享和諧，讓喜悅的情緒盡情展現，成為生命前行的驅動力，同時合適穩妥地作為悲傷、受挫時的療癒處方。

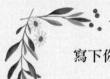

寫下你感覺快樂的事件，好好感受生命的幸福與喜悅！

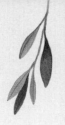

● 別試圖用歡樂去掩蓋孤寂

之前在某國中授課時，曾遇到活潑自帶歡樂內建的一位女學生，她是同學眼中的開心果，任何有她在的場子皆歡樂連連，在稍嫌寂靜或略顯沉悶之際，總是她出聲打破寧靜，時而裝聲作怪、時而自嘲嘻笑，看似歡欣雀躍的她，讓我感受到有種莫名的違和感。

想表現歡樂，有時也得端看時間、生發得自然純粹才顯美好！某一次到校時，我看見她正被老師訓斥，只因她在考試期間出聲吵鬧也不受管教，看她被訓斥還嘻嘻笑笑，老師氣得要直接請家長到校，只見她瞬間煞白了臉、拜託老師不要打電話給爸爸！儘管語氣聽起來懇切著急，但不知為何臉上的表情依舊歡樂，而眼眸、話語卻透露出驚恐的樣子。我帶著孩子到一旁，她持續笑著問我：「老師真的會打電話給我爸爸嗎？」我安慰她：「等老師下課、妳可以真誠地跟老師道歉呀！」孩子問我：「該怎樣真誠道歉？」我告訴她：「真誠即是妳真的知道自己做得不對，可以透過言語和表情表達，好好讓對方知道，並且避免下一次再發生相同的行為！」孩子說：「我知道我不應該在考試時說笑話影響同學，也已經跟老師道歉，但老師不認為我在道歉，直說我嘻皮笑臉！」我當下笑著跟她說：「妳真的是嘻皮笑臉呀！」她停頓一下後撒嬌地說：「唉唷…老師怎麼連妳也這樣說！」

我隨即拿出隨身的鏡子給她，讓她看看鏡中的自己，那是一副洋溢笑容的青春臉龐，我問她在鏡中看見怎樣的自己？她說：「笑笑的、開心的！」我說：「那如果用這種表情去道歉呢？」她看了自己許久後說：「嗯！還真是嘻皮笑臉！」說罷我們倆霎時笑了起來！稍停歇後，她告訴我：「老師，其實我是刻意表現開心的！」我問她為什麼？她說起家裡父母感情不和睦、鮮少交流，有時三個人的空間裡寂靜無聲，各做各的事，氣氛安靜地讓人害怕，自此總是由她打破寂靜、說話搞怪，才能讓家裡有點溫度，而父母也能稍有互動。

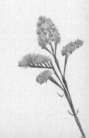

我看著孩子，她邊說邊眼眶泛紅，我拍拍孩子的背告訴她：「妳做得真棒！但是開心是珍貴的，唯有從心裡真正感覺快樂歡喜，這樣的開心才是有意義的！」她說：「但我會怕太過安靜沉悶！」我說：「人一天天長大，我們需要去學習與思考，因此有時需要一些沉靜的時間，讓身心歇下，反倒能讓頭腦更為清晰，生活更有動力喔！」她又問：「那大人也需要安靜的時間嗎？」我說：「當然啦！尤其是工作一天回家很累了，我也會想安靜沉澱一下！」她突然喔～的一聲說道：「怪不得我爸媽常說，可不可以讓他們靜一靜！可是他們都沒想到我多麼努力想讓他們開心！」

● 寶寶微笑是智力發展指標

微笑是人的原始本能，新生的孩子在襁褓中就懂得綻放微笑，那種笑容或許無關乎原由，就只是一種生理自發性本能的反射。約莫成長至兩個月後，孩子的笑顏會轉變為「對應式的情緒反應」，這種誘發性微笑是孩子與人交流的開端，也是親子情感親密的奠基，直至社會性微笑發展，孩子的笑容將更加明確，也更鮮明地能用表情去展露情緒的狀態，笑容可以是促進孩子致力發展的指標，也是我們需要守護的瑰寶。

面對快樂－活化心輪的精油植物

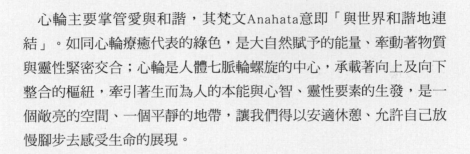

對應脈輪　心輪（Heart chakra；梵文－Anahata）

對應器官　免疫、呼吸系統

對應能量　愛・和諧

胃輪療癒精油　橙花、大馬士革玫瑰、乳香、羅馬洋甘菊、永久花

　　心輪主要掌管愛與和諧，其梵文Anahata意即「與世界和諧地連結」。如同心輪療癒代表的綠色，是大自然賦予的能量、牽動著物質與靈性緊密交合；心輪是人體七脈輪螺旋的中心，承載著向上及向下整合的樞紐，牽引著生而為人的本能與心智、靈性要素的生發，是一個敞亮的空間、一個平靜的地帶，讓我們得以安適休憩、允許自己放慢腳步去感受生命的展現。

　　當心輪通透時，人體呼吸悠緩、心境平和，得以敏銳察覺並對自身與這世界感到好奇與喜樂。倘若心輪阻塞，則會坐立不安、迴避眾人或自己的眼光，在日常生活中容易莫名感到著急與慌亂，甚至基於防衛心態而使人際應對能力變得遲鈍不堪。

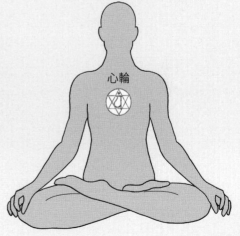

心輪

橙花 *Neroli*

🌱 拉丁學名：*Citrus aurantium*

橙花色澤純白，散播濃郁清新花朵香氣，其花語代表「純淨、真摯、包容、喜悅」隱含著對於幸福賦予的誠摯祝福，因此在古代的歐洲，人們會為新嫁娘噴上橙花氣息，讓橙花味道瀰漫、鋪陳高雅純潔馨香。

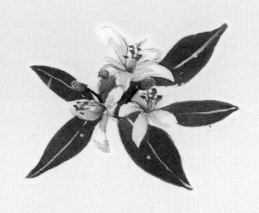

植物科別	芸香科柑橘屬
萃取部位	新鮮花朵（脂吸／蒸餾）
療癒本質	中基調
香氣特徵	氣息甜美、賦予純潔幸福意涵
化學屬性	芳樟醇40%、檸檬烯15%、蒎烯15%、倍半萜醇6%、乙酸沉香酯5%
療癒特性	靜脈、肝臟、胰臟的補強，平衡血壓，幫助細胞再生的能力極佳、能平衡調順內分泌機能
情緒對應	抗憂鬱、抗沮喪、減輕情緒引起各種病症（歇斯底里、焦慮失眠、情緒型頭痛及偏頭痛、性功能障礙）
安全規範	極其溫和安全，孕期亦可使用

大馬士革玫瑰 *Damascan Rose*

🌱 拉丁學名：*Rosa damascena*

大馬士革玫瑰有「液態黃金」之稱，擁有複層花瓣，是花香中的極品，也是世界上最為昂貴的精油之一。其天然艷麗的香氣進入人體後，能夠立即緩解身心焦慮且消弭抑鬱，因此在歐美的調香領域，大馬士革玫瑰備受推崇，同時也最獲得人們喜愛。

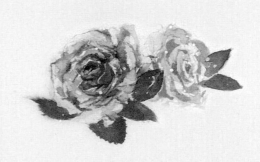

* ● ● * ● ● * ● ● * ● ●

植物科別	薔薇科薔薇屬
萃取部位	新鮮花朵（脂吸、蒸餾）
療癒本質	中基調
香氣特徵	花香馥郁，柔美細緻，為「花中之后」的獨特香氣
化學屬性	單帖醇80%、醚類3%、酯類2%、酚類1.5%、氧化物、倍半萜醇
療癒特性	荷爾蒙調節、平衡胃肝腎、促進膽汁分泌、解肝毒、滋養生殖系統、止血收斂，另外也是心臟、子宮的滋補劑
情緒對應	滋養神經系統、內在感官照護（溫和抗憂鬱），沉靜紓壓、幫助安眠
安全規範	1.處理懷孕初期或有荷爾蒙失調相關症狀時，需要調整成適合劑量 2.需留意有一部分的人會產生皮膚過敏反應

乳香 *Frankincense*

🌱 拉丁學名：*Boswellia carterii*

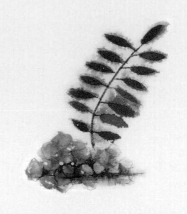

　　在聖經中，描述乳香是媲美黃金的一種聖物，採擷於橄欖科樹幹上的芬芳樹脂，帶著獨有的木質松香與香草氣息，是純潔、永生、權力與財富的象徵，也因生長在酷熱地區，故有著「沙漠珍珠」的美名。

植物科別	橄欖科乳香屬
萃取部位	樹脂（蒸餾）
療癒本質	基調
香氣特徵	清新純淨、略帶樟腦氣息，自古多用以祭祀、充滿祈禱與希望之意
化學屬性	蒎烯／檸檬烯40～65%、酯類12%、對繖花烴5%、側柏烯3%
療癒特性	深度調理呼吸、抗腫瘤、癒合傷口、減緩慢性頭痛、增強免疫力、血瘀氣滯、退化性關節養護
情緒對應	振奮活力、集中專注力、安撫情緒、避免焦慮、幫助安眠
安全規範	無

羅馬洋甘菊 *Roman Chamomile*

🌱 拉丁學名：*Chamaemelum nobile*

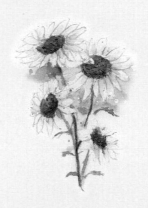

　有「大地的蘋果」之稱的羅馬
洋甘菊，它是減輕壓力的絕佳處
方，氣息濃郁甜美包容，有如母
親一樣的呵護擁抱，用以提振感
受生命喜悅與柔和溫潤的支持性
力量。

植物科別	菊科黃春菊屬
萃取部位	乾燥花朵（蒸餾）
療癒本質	中調
香氣特徵	強烈甜美蘋果般的香氣、味甘性溫，深深撫慰心靈
化學屬性	脂類75～82%、單萜酮5%、沒藥醇氧化物
療癒特性	鎮痛、抗抑鬱劑、消炎殺菌、防腐劑、祛痰、通經、保肝、鎮靜神經、刺激白血球增生、健胃、滋補人體
情緒對應	緩解神經抑鬱、頭痛及偏頭痛、失眠、神經緊張及壓力相關問題
安全規範	1.羅馬洋甘菊被稱為是嬰幼孩童的萬用精油，但仍需依照成長月份、年紀調製合宜再使用 2.懷孕初期避免使用羅馬洋甘菊 3.建議低濃度使用，因為它氣味強烈，另可能會導致皮膚發炎或過敏

義大利永久花 *Helichrysum*

🌿 拉丁學名：*Helichrysum italicum*

永久花帶有蜂蜜般的溫潤氣息，希臘神話中稱它為「黃金般的太陽」，即代表它擁有生生不息馥郁生機，得以暖心化瘀、潔淨洗滌，以清理日常身心疲憊且賦予周全照護而聞名。

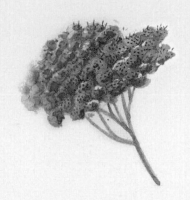

植物科別	菊科蠟菊屬
萃取部位	乾燥／新鮮花朵（蒸餾）
療癒本質	基調
香氣特徵	藥理療癒性香氛，散播滿滿復甦力量
化學屬性	橙花醇酯>50%、義大利雙酮5～15%、倍半萜烯10%、單萜烯
療癒特性	提振人體自癒力、化瘀（抗凝血）、抗發炎、解痙攣、止咳化痰、舒緩敏感、促進膽汁分泌（助消化）
情緒對應	抗憂鬱，對於精疲力竭、昏昏欲睡或極度疲倦的人非常有幫助
安全規範	1.安全、不刺激，非常適合嬰幼兒童及各年齡層調製使用 2.義大利永久花的氣味濃烈，應需注意氣味調配

心輪療癒配方及使用方式

　　以下精油是以配方比例建議，也可以做為滴數建議（例如：植物油 5ml＋複方調和油5滴／5%，調製方式請參照Chapter 9）

心輪失衡 療癒方向	精油配方	使用方式
舒心養護	橙花 🌢 乳香 🌢🌢 羅馬洋甘菊 🌢	嗅吸棒、乳液、 芳香棉球
呼吸暢通、 空間淨化調理	橙花 🌢 乳香 🌢🌢 義大利永久花 🌢	嗅吸棒、 熱蒸吸嗅、擴香
荷爾蒙身心照護	玫瑰 🌢 乳香 🌢🌢 羅馬洋甘菊 🌢	隨身香氛、 沐浴鹽、乳霜
情緒疏通、化瘀	橙花 🌢 玫瑰 🌢 義大利永久花 🌢🌢	按摩油、乳液、 軟膏
肌膚呵護	玫瑰 🌢 乳香 🌢🌢 義大利永久花 🌢	按摩油、 爽膚香氛水、 乳液

精油 使用注意

心輪精油在療癒學理上都偏屬安全，然而每位個案的狀況不一定相同，仍需評估後適量調製給予。

生活隨香應用

讓花茶的馥郁芬芳整天陪伴你

　　花香是能讓人身心喜悅的馨香，平時可以採買不同的花卉佈置家居或常居的空間裡，也可以在備感身心疲憊的時候來杯花茶，細細嗅聞品嘗花朵的芬芳。直接採買市售花茶包雖然方便，但我更喜愛自行配置我想要的香氣。在早晨之際、需要提振活絡的時候，我會以乾燥玫瑰、薄荷搭配，不僅開拓一天的美好，還能感受呼吸的暢通；在午後休息時刻，我會手撕一些有機柑橘果皮加上些許橙花，讓自己稍事歇息、緩和心神再出發。夜晚回家後，來一杯紫蘇搭配紫錐花，可以讓疲憊的身心好好歇下；待睡前再來些許羅馬洋甘菊佐桂花，讓神經沉靜、緩心入眠。

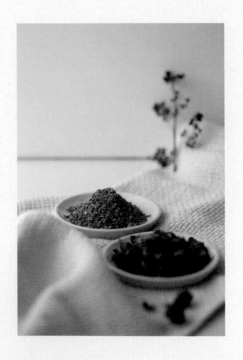

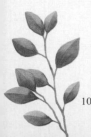

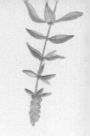

釋放情緒的療方

帶動能量的呼吸練習

1.請褪去鞋襪，讓雙腳張開穩穩踩在地上，閉上雙眼張開雙臂，讓手放在身體兩側，就像大樹一樣挺立，此時心輪就呈現在身體的十字正中心，進行數次緩慢腹式呼吸，讓身心整合完善且敞開，你的能量就會從「心」串聯全身且流動到雙手。

2.緩下心神，去感受呼吸的能量，在吸氣時讓氧氣得以順利進入鼻腔再蔓延至胸腔；在吐氣之時，用意念將氣引領至雙手掌心，重複吸氣及吐氣數次，讓氣體在人體裡流暢，將每一口吸入的氧氣幻化成流動在手心裡的能量，當你掌握了能量的氣場後即可開始演練，讓能量集中凝聚！

3.讓雙手掌心相對，擺放在身前與肩同寬，在吸氣時些微擴胸讓手自然外展、緩慢吐氣時雙手相互靠攏（不碰觸）去感受來自於掌心的溫度與能量，緩緩地慢慢地感受透過呼吸的流動，身心將逐漸柔軟放鬆，敞開融合、專注守護內在核心的力量。透過和緩深沉的呼吸，你將越發感受到來自於雙手指尖及掌心的氣場，吸氣時讓手向外延展、吐氣時讓掌心相對並旋轉收攏，細察感覺來自於雙手間的能量，好像一顆彈性極佳的球體、有著支撐抗阻的氣流，活絡著我的雙手，也帶動了全身性的通暢。

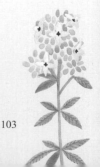

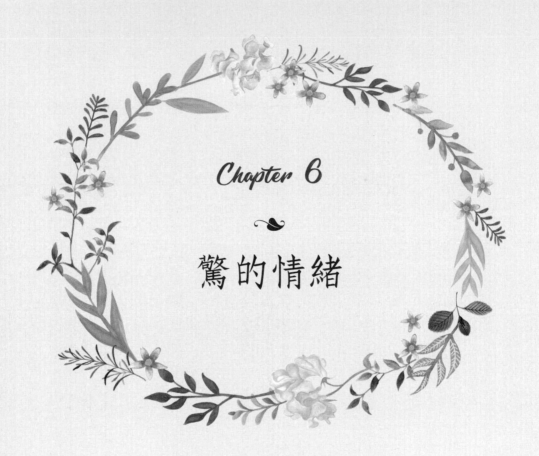

Chapter 6

驚的情緒

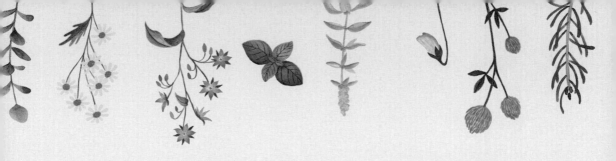

閱讀本章前…認識情緒

《星星的孩子（Temple Grandin）》是 2010 年由米克·傑克遜（Mick Jackson）導演的電影，在美國艾美獎榮獲七大獎項。改編自真人真事，劇中人物天寶·葛蘭汀自小罹患高功能亞斯伯格症，求學成長過程飽受不少歧視，但在母親持續溫暖的鼓勵之下，憑藉著自己對於動物行為的研究理解，改善了畜牧業畜養屠宰的環境。片中談及許多自閉症患者的身心狀況，包括天生敏感、易遭受驚嚇，但天寶透過在牧場實習管束狂暴牛隻的經驗，在校園宿舍模擬製作了擠壓（擁抱）機，藉以平復情緒且抒解對於這個世界的恐懼。

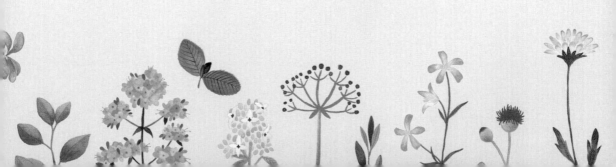

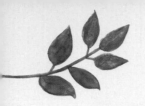

驚的樣貌

「驚」是感官對應生理的基本反應，強度大小及表現得看其他搭配的字義，例如：「驚訝」是在聽到或看到一些令人震驚或難以置信時所顯露的情緒；「驚喜」是心生歡喜且不掩飾欣喜歡樂的外顯情緒；「驚嘆」用簡易文字解釋的話，是種驚奇讚嘆的情緒；「驚嚇」則較具衝擊性，包含詫異及愕然的突發性情緒；「驚慌」則蘊含了害怕慌張，通常會讓人心驚膽戰且坐立不安；而「驚恐」是驚慌的加重詞，代表著極度恐懼及害怕。

倘若上述感受過度敏銳或展現過於頻繁，就又牽涉到另一個語詞「善驚」，人對於驚慌、驚嚇、驚恐多會因為成長或學習的緣故，而越來越慣性接受而消弭「驚」的強度。如果常常無緣無故感到驚嚇、時常莫名心慌或無比膽怯，當相關情緒持續生發或影響日常，就中醫學理上，則認為是心氣不足、心火旺盛、肝鬱血虛體質所衍生的情緒。若過於彰顯的話，長期下來將導致傷腎或引發情緒感官失調症狀，因此一般調理會講求鎮靜安神、和緩平順身心。

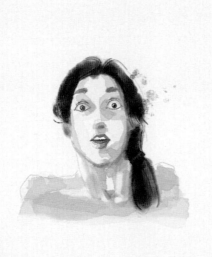

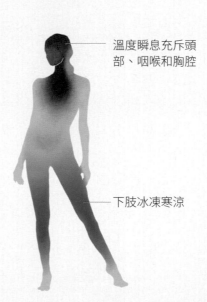

溫度瞬息充斥頭部、咽喉和胸腔

下肢冰凍寒涼

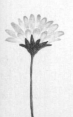

情緒表徵

突發、立即性反應，通常生發時間迅速，有時不待覺察就已出現。

生理狀態

心跳呼吸瞬間加速、出汗、莫名的麻木感，表情也會瞬間被情緒牽引變化。

體感溫度

溫度瞬息充斥頭部、咽喉和胸腔，抑制了腹腔及上肢的停滯，也引發了下肢的冰凍寒涼。

強弱影響

驚的力度差異頗大，故就外顯而言，強度過大將會左右情緒及人際互動交流，但倘若過於內斂、則將直接引起生理失衡病症的發生。

為什麼會有驚的情緒？

「驚」是人們對於超出自我感官認知界線而衍生直接反應的情緒，主要顯露事情發生對於我們的影響與直覺性的表達，然而因為驚的情緒通常較為突出外擴、難以掩蓋，有時會感覺唐突或完全暴露在他人面前，「驚」的展現迅速、延續的時間短暫（被我們的意志或思緒感官所控制），但如果延宕時間漫長、就需要去阻斷或轉化，以免危害到健康。

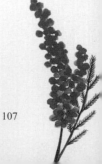

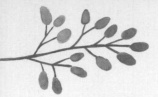

對於驚，如何聽它說、面對它？

　　驚訝、驚喜、驚嘆、驚嚇、驚慌、驚恐…等皆有啟動這情緒的關鍵，當然某些人較容易受到驚擾，或許極小的事件就會引發身心感受，但也有人反應神經較為大條，抑或自我保護機制較為強大，如此就不容易受到這情緒的干擾。

　　人會從每一種情緒中去學習，學習去應對與呼應，端看情緒的型態、驚訝或驚喜如果偏屬歡快，那麼應該是不錯的人生體驗，只要不過於高張或超過身心負荷，應該能帶給日常歡心愉快的火花。倘若驚嚇、驚慌、驚恐…等這類較不屬於正能量的情緒出現，就得適時拉拔自己一把，可以透過香氣舒壓、暖意提升、找人談心、靜心書寫、親近植栽走進大自然，協助排除慌亂或恐懼，在生活中注入更多好的、開心的愉悅元素，為自己找到合適自我的療癒處方。

寫下你感覺驚嚇、驚恐、驚慌的事件原由，以及可能對於生理的影響？

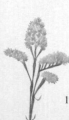

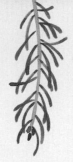

● 寶寶睡眠的驚嚇反射

年幼的寶寶在睡眠時會有常見的驚嚇反射，有時會讓父母極為困擾，因此傳統家庭的照護模式會用布巾或搭配絲襪，把寶寶的兩隻小手固定束覆起來。然而，在於醫學神經反射的角度來看，會說這是寶寶自我保護的本能反應，代表其神經及肌肉組織反應是正常的，只是系統機能尚未成熟，一旦受到刺激就容易抽動身體及小手。

睡眠時的驚嚇反射可能會短暫驚擾睡眠，但只要父母溫柔輕拍安撫，通常在寶寶六個月左右就會逐漸消失此症狀；若超過六個月的寶寶仍有驚嚇反射，就得觀察是否有聲光或是刺激太過於劇烈所導致。如果是稍大年紀甚至是學齡前的孩子會在半夜尖叫哭泣，通常要考慮是否在日間或睡前進行的活動過於興奮，或3C產品的使用過於頻繁，如此都有可能誘發神經過度跳躍（情緒太過亢奮），而影響睡眠週期，建議睡覺前可放段輕柔音樂，或使用合適寶貝的精油馨香，賦予一場舒適的溫柔撫觸。

● 給予僵硬疼痛適當的撫觸

驚嚇是一種感覺，但不一定只在情緒或外在的表現，有時更容易在生理上被看見！大家都有跌倒的經驗，我們都知道在剛跌倒的當下或許不覺得什麼，但一覺醒來後可能發現身體多處瘀青、疼痛不已，因為當人遭遇危險或受到驚嚇時，人體感官有時會自保而阻斷感覺訊號傳遞，當一夜休息稍微放鬆後，來自身體的不適將大舉呈現，此時我們會針對疼痛受傷局部施以藥劑塗敷或適度按摩處理。

即便能稍事緩解，但仍有許多人會在傷害過後，數週數月甚至數年，患部鄰近肌肉會越發僵硬，或季節轉換之際感受到痠痛不已，那

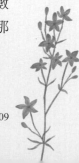

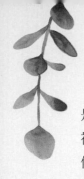

是因為我們多會忽略人體神經在意外傷害發生同時蒙受的影響，那未被看見及呵護的神經會加速跳躍，以期讓你能看見它的需要，因此我們可以在患部傷痛和緩之後，給予輕柔觸摸滑撫，讓緊繃的肌肉得以釋放，也安撫緩解神經的振奮，別讓驚嚇長期與我們共存。

有一位28歲的學生，與她初次相見是在一堂情緒按摩的課堂上，她說她有至少十年以上的背部疼痛病史，源自於十多年前的一場車禍，經由漫長中西醫診視復健皆不見成效。我在課堂上讓同學們分成兩組，一組當模特兒趴在按摩床上，另一組當操作者逐床去滑撫碰觸每一床同學的背面全身，透過肢體接觸去感受不同人體所傳遞的能量與生理訊息。在按摩療癒的領域，只要經由兩方碰觸就生成相互的場域，因此按摩者在提供技法施行時，仍得注意自身的能量修持，以避免經過碰觸傳遞了不合宜的鏈接，唯有身心安適平和的操作者，得以維繫雙方氣場穩定且促進能量流動。

在課堂上，同學們簡單滑撫演練了一個上午，她突然驚訝地歡呼了起來，她驚喜於為何如此簡單的撫慰碰觸就緩解了十多年的背痛宿疾，透過同學平貼溫熱的撫觸，她感受到了原本僵硬的肌肉一吋吋地放鬆，原本停滯阻塞的循環開始活絡了起來，患部體表也變得溫暖，身體的負荷也益發舒暢，這是從未有過的經驗，不像訪間慣於「以痛治痛」的按摩技巧，這種舒適的撫慰更貼近情緒與身心的需要，也讓疼痛的部位知道，我們看見了它並且正賦予關注及呵護！

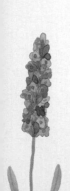

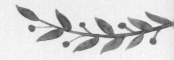

面對驚嚇－活化喉輪的精油植物

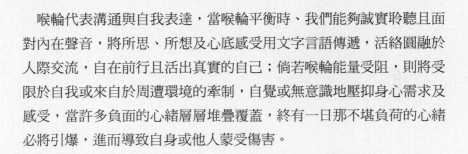

對應脈輪　喉輪（Throat Chakra；梵文名－Vishuddha）

對應器官　呼吸系統、甲狀腺

對應能量　表達·圓融

喉輪療癒精油　茶樹、甜馬鬱蘭、香桃木、茉莉、小豆蔻

喉輪代表溝通與自我表達，當喉輪平衡時、我們能夠誠實聆聽且面對內在聲音，將所思、所想及心底感受用文字言語傳遞，活絡圓融於人際交流，自在前行且活出真實的自己；倘若喉輪能量受阻，則將受限於自我或來自於周遭環境的牽制，自覺或無意識地壓抑身心需求及感受，當許多負面的心緒層層堆疊覆蓋，終有一日那不堪負荷的心緒必將引爆，進而導致自身或他人蒙受傷害。

喉輪在於人體咽喉處，然而牽連的卻是整個呼吸系統，從讓空氣流入的氣管以至咽喉到胸腔皆主宰著喉輪的強大能量，當沿襲溫暖有愛的心輪推動，就可以在喉輪處孕育花卉，得以張口去釋放傳遞、那專屬於喉輪力量的馥郁芬芳。

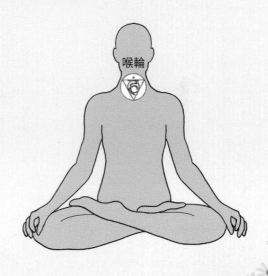

喉輪

111

茶樹 *Tea tree*

🌿 拉丁學名：*Melaleuca alternifolia*

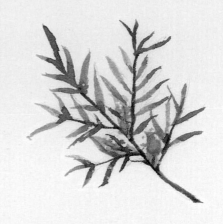

　　茶樹是常綠小喬木，樹型直立，枝葉呈現細長針狀，於春季初夏開出白色奶瓶刷形狀般的花朵，蘊含充沛天然殺菌抑菌的芳香，氣味廣泛被調製使用在居家洗滌或淨化商品中，是人們極為喜愛的日常馨香。

植物科別	桃金孃科白千層屬
萃取部位	樹芽與樹枝（蒸餾）
療癒本質	前調
香氣特徵	穿透力濃郁青草香，具提神醒腦歡愉特性
化學屬性	單萜醇50%、單菇烯20～25%、氧化物<6%、香茅醇3%、蒎烯
療癒特性	增強免疫機能（IgA／IgM）、消炎殺菌、皮膚黏膜照護、病中病後調養
情緒對應	激勵醒腦、集中專注力、安撫情緒、避免焦慮、幫助安眠
安全規範	無；但因強力去水去油特性，需避免長期使用

甜馬鬱蘭 *Sweet Marjoram*

🌱 拉丁學名：*Origanum majorana*

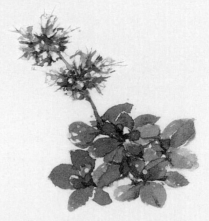

　　甜馬鬱蘭是幸福溫暖的象徵，
藥理療癒應用已超過幾世紀，在
古歐洲時期常習慣焚燒乾燥甜馬
鬱蘭，或摘採枝葉淨身洗滌，幫
助思緒清晰且殺菌淨化，得以確
保人體身心健康。

植物科別	唇形科牛至屬
萃取部位	全株含花（蒸餾）
療癒本質	中調
香氣特徵	溫暖透徹、略帶胡椒辛香
化學屬性	芳樟醇25%、單萜烯25%、酯類10%、百里香酚5%、檸檬烯、醚類
療癒特性	止痛、抗感染、抗痙攣、補強神經系統、極佳殺菌抗病毒、呼吸照護、消化調理
情緒對應	調節自主神經、溫暖心靈、緩解焦慮、壓力與失眠
安全規範	*孕婦、哺乳期、低血壓者宜酌量調製使用*

香桃木 *Myrtle*

🌿 拉丁學名：*Myrtus communis*

香桃木是古希臘傳說中象徵愛情的植物，其氣味優雅迷人、賦予陽光明媚的感受，擁有強大的守護力量、極具抗菌緩解特性，是一款能讓生理情緒壓力變得和諧調適的馨香。

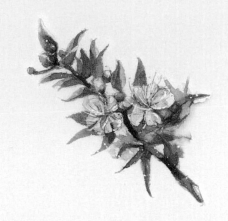

植物科別	桃金孃科香桃木屬
萃取部位	枝葉（蒸餾）
療癒本質	中調
香氣特徵	清新舒活，蘊含些微樟腦的甜甜藥草香氣
化學屬性	牻牛兒醇／桃金娘烯醇／橙花醇46%、單萜烯18%、香桃木醛、氧化物
療癒特性	極佳清潔殺菌、黏膜炎緩解、解痙攣、疏通排毒、理肝護胃、去油抗痘
情緒對應	鎮定中樞神經、緩解心靈內在壓力，提振精神揮別陰霾，消弭腦內喋喋不休
安全規範	無

大花茉莉 *Jasmine*

拉丁學名：*Jasminum grandiflorum*

大花茉莉是夏季最為絢麗的
花卉馨香，迷人高雅令人身心蕩
漾，那極具挑逗的醉人香氣，是
香水調製業的極品首選，撥撩著
生命的燦爛與自信的提振。

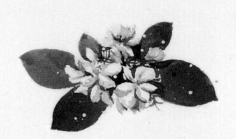

植物科別	木樨科素馨屬
萃取部位	花朵（脂吸、溶劑）
療癒本質	基調
香氣特徵	富含吲哚氣息香甜，氣味高雅略帶茶葉馨香，有助自信提升
化學屬性	乙酸苄酯25%、酯類25%、單萜醇16%、芳樟醇>3%、茉莉酮3%
療癒特性	消炎止痛、緩解肌肉僵硬、解痙攣、提升性慾、止咳祛痰、鎮靜劑、溫暖子宮
情緒對應	鎮定中樞神經、緩壓抗憂鬱，針對神經衰弱、壓力相關問題具良好疏通效能
安全規範	1.懷孕初期、中期皆忌用 2.因其香氣過於濃郁厚重，故應低濃度調和使用

小豆蔻 *Cardamom*

🌱 拉丁學名：*Elettaria cardamomum*

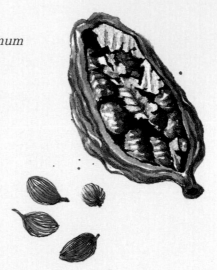

　　小豆蔻在香料世界廣用許久，在印度料理中更是不可或缺的香料之一，用以增添菜餚風味且極具藥用價值，其多酚、類黃酮及萜烯化合物，具有消炎特性，用以協助消化且暖活身心。

植物科別	薑科小豆蔻屬
萃取部位	乾燥成熟壓碎果實（蒸餾）
療癒本質	前調
香氣特徵	提振屬性，蘊含甜而溫暖的馥郁香氣
化學屬性	α-松油醇乙酸酯45％、桉油醇30％、乙酸沉香酯6％、松油醇5％
療癒特性	滋補劑、消化保健（消除口臭）、促循環抗痙攣、抗黏膜炎、抗菌祛痰、催情壯陽
情緒對應	提振鼓舞心神，滋補特性、暖性緩壓
安全規範	敏感性肌膚宜適量使用

喉輪療癒配方及使用方式

以下精油是以配方比例建議，也可以做為滴數建議（例如：植物油5ml＋複方調和油5滴／5%，調製方式請參照Chapter9）

喉輪失衡療癒方向	精油配方	使用方式
感冒緊急處方	茶樹 🌢🌢 甜馬鬱蘭 🌢 香桃木 🌢🌢	乳液、按摩油、軟膏
喉嚨疼痛沙啞	甜馬鬱蘭 🌢🌢 香桃木 🌢🌢 大花茉莉 🌢	乳液、 熱蒸吸嗅、冷敷
呼吸道暢通	茶樹 🌢🌢 香桃木 🌢🌢 小豆蔻 🌢	乳液、按摩油、 熱蒸吸嗅
勇敢表達溝通	香桃木 🌢🌢 大花茉莉 🌢 小豆蔻 🌢🌢	乳液、軟膏、嗅吸棒
淨化空氣	茶樹 🌢🌢 香桃木 🌢🌢	擴香、空間噴霧、 載體擴香

精油 使用注意

喉輪精油多數較為提振精神，因此要避免過量使用以免干擾睡眠；唯有甜馬鬱蘭及茉莉深具放鬆舒緩特性，使用調製時需注意劑量。

生活隨香應用

栽種香草植栽以製造室內芬芳

香草泛指有香味的植物，而藥草是指有藥用價值的植栽，喉輪精油是同屬於香草及藥草的品項。自古以來，人們慣於在瘟疫期間焚燒殺菌類植物，好讓植物馨香擴散於空氣中，用以殺菌且淨化空氣中有害分子。而現今全球正處於疫情風暴中，屢屢在接受訪問或演講時刻，常被問及殺菌精油及植物的建議，其實最簡單的方法便是採買盆栽，例如：茶樹、甜馬鬱蘭、香桃木，將其放置在清風吹撫的窗台上，讓植物馨香透過微風吹入，即可讓香氣四溢、塑造滿室芬芳。而大花茉莉及小豆蔻香氣能讓人放鬆並感覺溫暖，可取些許放入日常使用的消毒酒精，由高濃度酒精擷取獨特馨香，約莫兩週後取出植物，將有自然香氣的酒精倒入噴瓶中使用，讓防疫期間增添大自然的紓壓氣息。

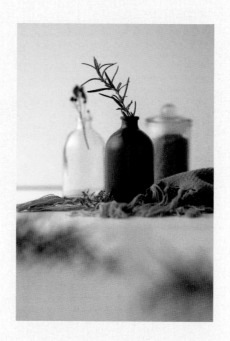

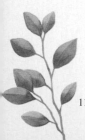

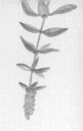

釋放情緒的療方

促進代謝機能的體刷使用

　　中醫談及的「七情內傷」，探討情緒與臟腑的關係，其中「驚恐傷腎」探討的便是情緒與腎臟功能的影響。雖然說人體水分掌控仰賴腎臟機能，但水腫並不只歸咎於腎功能問題，尚需探看人體心臟循環與靜脈回流狀況、飲食中的鈉含量攝取量、運動活絡狀態及身心情緒壓力…等，皆可能導致水分停滯及人體新陳代謝不佳。在世界各國，常以「體刷」來作為促進體表循環及通透保養的工具，亦可作為芳療照護的前導，尤其當個案的皮質角質肥厚、循環不佳時（特別是長輩族群個案常有此情況），即便調製精油施以按摩也難以滲透進皮膚，建議改以「體刷」進行乾刷（Dry Brushing），經由適度刺激體表的方式，幫助輕柔代謝老廢角質、促進淋巴代謝消水腫，且為精油配方遍及全身預作準備。

　　選擇「體刷」時，以天然動物毛髮為首選，身體肌膚較為敏感者則可選擇馬毛體刷，一般肌膚使用豬鬃體刷即可，至於臉部需使用更為柔軟的羊毛材質。使用之前，請先確認肌膚狀況，避免觸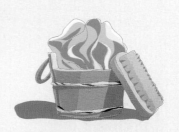
刷敏感、靜脈曲張、傷口感染部位，接著由腳底往上採直刷或旋轉繞圈，順著小腿、大腿、腹部（順時鐘）、臀部、腰背、手心到上臂，最後至肩頸，每個部位重複輕柔乾刷三至五次，每週執行一次。

小提醒

若乾刷後皮膚呈現輕微脫屑及微紅反應皆屬正常，但若表皮紅、腫、疼痛，就表示過於刺激或過度用力囉！

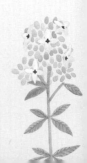

Chapter 7

恐的情緒

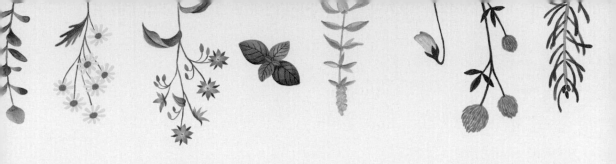

閱讀本章前⋯認識情緒

《魷魚遊戲（Squid Game）》是韓國 Netflix 的原創
劇，由黃東赫導演執導與編劇，這是一齣殘忍卻又
讓人反思不已的影集，劇情講述一場獎金高達 456
億韓圓的生存遊戲，456 名參與者是一群陷入金錢危
機在社會底層掙扎的人們，劇中的九場遊戲不是通
過就是死亡，劇情緊湊亦讓人怵目驚心，而遊戲初
期雖以團隊進行，卻暗地用人性較勁，面臨生死存
亡的選擇和心理變化，撼動身心的驚嚇是為獲得最
終的代價。

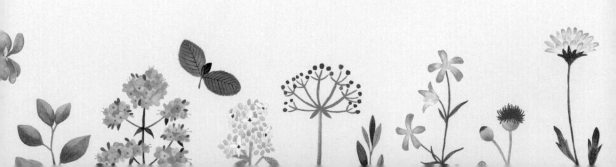

恐懼的樣貌

　　恐懼和焦慮極其密切，適度的恐懼反應有助於學習與認知的建立，而焦慮是因為蒙受無法避免或者排除的威脅所衍生，過度的焦慮將誘發生成恐懼，通常對於陌生的、疑慮的或感覺危險的人事物，就會引發焦慮及恐懼，例如：獨自待在黑暗陌生的房子、從高聳的頂樓瞭望、墊步行走於極窄的平衡木上；或者對於舊有的記憶產生排斥性的恐懼，例如：泳池、火源、小狗…等；對於認知上危險的印象也會有所反應，例如：在野外看見具攻擊性的猛獸、看到手持菜刀在路上行走的路人、甚至是被你設定為危險的男人女人，都可能是「恐懼」情緒的來源。但無論是恐懼或焦慮，都非先天就有的情緒，曾有科學實驗讓嬰幼兒爬行於影像投射極為真實的峽谷或坑洞上，孩子都不在意地越過，這等表現並非孩子們勇敢，而是孩子還不懂得危險，自然而然不會為此感受到恐懼。因此可說「恐懼」來自於自我保護意識的奠基，但這等保護也不適宜無限擴大彰顯，否則將容易導致情緒、精神過度緊繃，而轉變形成了生理性病徵。

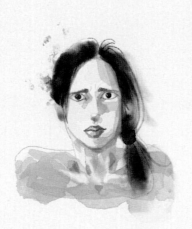

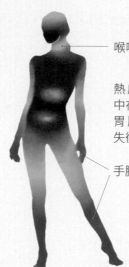

喉嚨阻塞

熱度過於高張集中在頭部及胸膛；胃腸、四肢能量失衡

手腳末梢冰涼

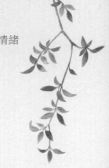

情緒表徵

是一種極其強烈的情緒，通常延宕時間較長，也較難抽離。

生理狀態

極度恐懼將導致呼吸停滯阻塞及四肢麻木感受，有時伴隨顫抖。

體感溫度

熱度過於高張集中在頭部及胸膛，喉嚨阻塞導致難以自主表達，胃腸、四肢能量失衡，手腳末梢冰涼，有時候還會顫抖。

強弱影響

強烈的恐懼足以挫敗健康，然而過度壓抑或忽略的恐懼猶似慢性毒藥傷身致命。

為什麼會有恐懼的情緒？

恐懼的情緒本該是保護人身安全的機制，當這樣的情緒超出自己負荷，就會向大腦傳達危險信息，人體接受指令後就有相對應的應變措施，加快呼吸及血流，瞬間提振的音頻與肢體動作皆是增加人體逃離危險的動力，而有時人體的反應會以其他種情緒來掩蓋或試圖抑制，例如：憤怒藉以脫離這強烈讓人不適的感覺，以保護自己不受傷害。

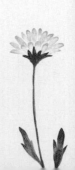

對於恐，如何聽它説、面對它？

　　恐懼是遭受危險或威脅時所自然反射的情緒，是正常健康的人體本該有的基本設定。然而恐懼理當有所原因，唯有清楚明瞭、才得以重新設定面對恐懼時的情緒生理反應，以避免緊張、焦慮、害怕、不安…等相關情緒引響生活日常。倘若無法釐清害怕的原由，這種未知的恐懼將有如有力度的漩渦，伴隨時間及思緒的流逝逐漸增強擴大，最終將吞噬心念與意識，擾亂了生活的正常規律，甚至種下錯誤的信念種子進而影響日後的認知。因此這種殺傷力極強的情緒就該好好面對且確認真實性。例如：懼高症，其背後的原因有沒有可能是害怕自己會摔落而激盪起的驚恐反應，但如果所處的高處已有圍籬或極為安全，如果大腦接收這訊號，是否就有關閉警訊的可能性？

　　此外也有些恐懼來自於對自我的認知與焦慮，例如：恐懼不被愛、害怕被孤立、總是憂慮自己做不好…等，其實背後各有需求目的，唯有去剖析你想要的是什麼，恐懼的情緒才能迎刃而解，重要的是千萬別把恐懼當成阻斷你前行的藉口，別默許情緒迴圈在你身上停留。

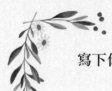

寫下你感覺害怕恐懼的事件，想想能否避免或者改變？

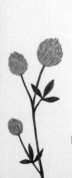

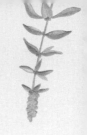

● 兒時的分離恐懼

分離恐懼（SAD）是嬰幼兒時期的正常發展階段，一般會發生於六至七個月以上，而十至十八個月左右會達到高峰，這段時期是安全感及信任的奠基，多好發於與親密照顧者分離的時刻（有時是短短數分鐘，甚至僅數秒鐘）。

分離恐懼的發生代表孩子的親密感知（依附感）已經鏈結，或對陌生人及環境產生不安全（警覺）的感受，孩子會出現哭鬧、不安、焦慮…等狀況，非得等到照顧者出現才能解除警報，這樣的狀況會維持一陣子，唯有等到依附感（安全感）奠基了、信任感確定了，孩子就能逐漸穩定！

然而，分離恐懼還有一波生發潮在入學時（幼兒園或小學皆有可能），依附感越是穩定的孩子，就能在校門口與你揮手約定下課後見，否則在校門口大聲哭嚎不休就成了許多父母的夢魘。親子教育專家們通常建議，想要緩解分離焦慮，需要給孩子一段適應的時間，這期間可以漸進式引導，以協助孩子確認陌生事物的安全性，或者引發孩子的好奇心，進而願意去嘗試且參與新的人事物。另外很重要的是，跟孩子約定返回或到校的時間要說到做到，如此依循孩子的身心發展逐步成長，孩子就能邁開步伐去探索世界。

66 *倘若兒時的安全與信任未能得到滿足，將影響成年後人際相處的失衡。* **99**

——*療心小語*

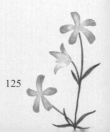

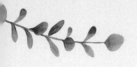

●雙向奔赴的愛情才有意義

看到好友傳來即將再婚的喜訊，為她終於跨越過那段讓她極為痛苦的過往而欣喜不已！她的原生家庭是父權至上，母親跟她在家只能遵從且從來無法自主表達想法。成年後，父親安排她嫁給了好友的獨子，原以為婚後有機會開啟全新的人生，殊不知卻又落入了另一個男尊女卑的深坑，先生時不時大聲吼叫、甚至翻盤掀桌的舉動讓她驚恐不已，但身心逐漸不堪負荷，從初期的失眠、情緒緊繃、煩躁害怕，之後演變成心悸、顫抖、胸痛、身體麻木、感覺呼吸困難，經過身心科檢驗後，發現她罹患了恐慌症！

但這樣的病症實難為傳統家庭所接受，因此在公婆的推波助瀾下，她無奈被迫離婚，遠離那個男人後，她易驚嚇的症狀有所舒緩，但自我抨擊譴責倒成了她的日常。她和我說：「我覺得自己不夠好，因此前夫才會批評辱罵我，因為我有病，夫家才會容不下我！」我慎重地告訴她：「妳很好！就是因為太善良才會讓人過度消耗且忘卻尊重！」而恐慌不是病、是過度焦慮而引起的身心現象！

為了緩解她的狀況、我邀請她跟著我環島上課，到不同縣市享受美食領略風光，在課堂上嗅聞馨香且探究情緒感官，伴隨手作指導提振了人際交流與信心奠基。課程結束返回台北，她穩定不少也再次進入職場，爾後她逐漸擺脫恐慌，重新邁開了嶄新的人生步伐，因為她遇見了另一個他，不僅能夠把她捧在手心呵護、願意讓她用自己舒適的樣貌前行，並且允諾與她相守不離不棄，這時她告訴我：「一直以來，我都以為是自己不夠優秀，不配擁有愛情，但其實是我前夫不夠好，不配擁有我！」

面對恐懼－活化眉心輪的精油植物

對應脈輪 眉心輪（Third Eye；梵文名－Ajna）
對應器官 內分泌系統、腦下垂體
對應能量 直覺・洞見

眉心輪療癒精油 銀冷杉、迷迭香、綠薄荷、杜松漿果、沉香醇百里香

　　眉心輪代表著覺知（第三隻眼），代表著覺知，掌握直覺、洞悉及蘊藏的能力，眉心輪活躍將有良好的直覺與專注力，得以在處事規劃較為透徹且鉅細靡遺，反之就可能漫無目的缺乏目標、過於恐懼或異常擔憂。倘若眉心輪過度活躍，對於人體也不是一種好現象，容易沉浸在自己的世界裡、沉溺於幻想之中。

　　眉心輪往頭顱正中央的所在，有個連現代醫學都難以剖悉完全的「松果體」，是一個極為神秘的器官，據現代醫學研究發現松果體會釋放褪黑激素，提供人體辨別晨昏，是人體調節生理時鐘極其重要的區域，然而松果體也是宗教指稱「第三隻眼」的靈性所在，得用來穩定慾望、破除執著以穿透亦提振洞見與覺知的力量。松果體早在人體胚胎生長時開始形成，直至胚胎成長至第八個月即完全成型，靈性研修者稱之為「天眼」、一竅通萬竅，是宇宙能量進入人體的閘門，是智慧與開悟的象徵。

眉心輪

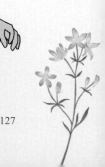

銀冷杉 *Silver Fir*

🌿 拉丁學名：*Abies alba*

　　銀冷杉又稱歐洲冷杉，帶著冷冽森林芬多精氣息，自古多用以淨化空氣（空間）且強化呼吸系統保健，可以直接嗅吸緩解季節變化引起的過敏或感染，亦常搭配熱蒸氣吸嗅的方式，以暢通鼻咽喉阻塞。

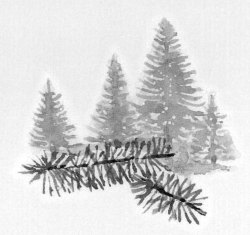

植物科別	松科冷杉屬
萃取部位	針葉（蒸餾）
療癒本質	中調
香氣特徵	清新森林氣息，擁有遼闊寬廣且略帶甜味的香氣
化學屬性	單萜烯90～95%、酯類（乙酸龍腦酯）
療癒特性	極佳止痛、消炎（風濕性關節炎）、平衡皮脂、呼吸道感染、肌肉養護
情緒對應	抗憂鬱沮喪、提振精神、幫助煩躁憂愁…等負面能量煙消雲散
安全規範	無；仍須注意其濃度稀釋，維持低劑量使用

樟腦迷迭香 *Rosemary et camphor*

> 拉丁學名：*Rosmarinus officinalis ct. camphor*

迷迭香為極具抗氧化特性的植物，是民間的藥草之王，其香氣神聖且具有朝氣。迷迭香更是歐洲廚房的寵兒，常用以各種烹調或使用於茶飲中，氣味提振濃郁，象徵著至死不渝的忠貞之心。

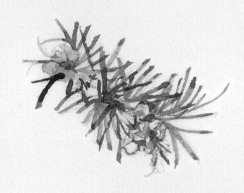

植物科別	唇型科迷迭香屬
萃取部位	花頂與草葉（蒸餾）
療癒本質	前中調
香氣特徵	具濃郁渾厚氣息、混合樟腦與針葉類馨香，提神香氣直衝腦際
化學屬性	單萜酮30%、單萜烯40%、氧化物、單萜醇、酯類、倍半萜烯
療癒特性	刺激腎上腺（增進活力）、增強記憶、止痛、促循環、抗痙攣、頭皮育髮養護效果極佳
情緒對應	提振精神、緩解壓力、能量賦予（走出自我設下的枷鎖）
安全規範	孕期、哺乳期、嬰幼兒避免使用；高血壓、癲癇患者則忌用

綠薄荷 *Spearmint*

🌱 拉丁學名：*Mentha spicata*

從古自今，綠薄荷極為廣泛應用於口腔保健香氛，氣味微涼、清晰提神，不似胡椒薄荷的強烈氣息，倒多了份清新怡然的草葉馨香。

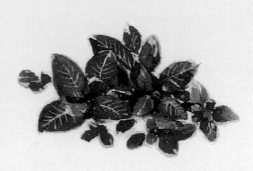

植物科別	唇型科薄荷屬
萃取部位	全株（蒸餾）
療癒本質	前調
香氣特徵	輕涼甜美的青草馨香、香氣愉悅怡人
化學屬性	L-香芹酮60～75%、檸檬烯15～20%、蒎烯2%、倍半萜烯2%、氧化物
療癒特性	消炎殺菌、呼吸照護（祛痰效果佳）、解痙攣、止癢、平衡油脂、促進膽汁分泌（助消化）
情緒對應	舒緩情緒壓力型疼痛（頭痛、偏頭痛）、緩解憂鬱（心情不美麗）。
安全規範	孕期、哺乳期、嬰幼兒避免使用；若用於皮膚時需小心劑量以免致敏

杜松漿果 *Juniper Berry*

➤ 拉丁學名：*Juniperus communis*

歐洲及藏傳文化祈禱祭祀之
際，會焚燒杜松漿果的細針葉用
以淨化（身體、心靈、空間）或
驅逐邪靈，針對急性呼吸道感染
得以抑制緩解痙攣，或舒緩過敏
性咳嗽的不適。

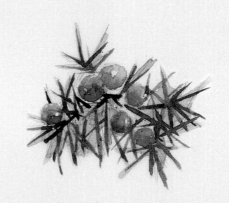

植物科別	柏科刺柏屬
萃取部位	漿果（蒸餾）
療癒本質	中調
香氣特徵	縷縷木質馨香、清新提神，擁有類似松酯般的氣息
化學屬性	蒎烯40%、檸檬烯10%、單萜烯5%、倍半萜醇<6%
療癒特性	利尿排毒、為皮膚殺菌及收斂、抗感染（調順泌尿生殖系統）、養護骨骼關節、收斂痔瘡
情緒對應	賦予溫暖擁抱及支持力量，讓心力交瘁、身心俱疲者皆能有所安頓
安全規範	1.需低劑量使用，高劑量易導致腎臟過度負荷而造成傷害（尤以枝幹萃取的杜松精油） 2.孕期、哺乳期忌用。體弱者、老人、孩童審慎使用

沉香醇百里香 *Thyme Linalool*

🌿 拉丁學名：*Thymus vulgaris ct. linalool*

沉香醇百里香帶著甜美沉穩的氣息，能溫和呵護伴隨孩子們成長。在中古歐洲瘟疫時期，人們會焚燒百里香枝葉，用來消滅空氣中的有害物質，藉以淨化確保人們健康。

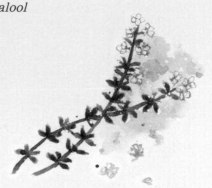

植物科別	唇形科百里香屬
萃取部位	含花全株莖葉（蒸餾）
療癒本質	前調
香氣特徵	濃郁溫暖提振特質，充滿活力藥草香氣
化學屬性	芳樟醇70～80%、酯類10%、倍半萜烯3%、單萜烯<2%、單萜酮<2%
療癒特性	抗菌抗病毒、中樞神經滋養劑、刺激白血球增生（抗感染）、益於肺部、泌尿生殖系統的保健
情緒對應	激勵亢奮、讓僵化的思緒瞬間覺醒
安全規範	無（沉香醇是最溫和的百里香品種，不僅不刺激，連幼童都適用）

眉心輪療癒配方及使用方式

以下精油是以配方比例建議，也可以做為滴數建議（例如：植物油5ml＋複方調和油5滴／5%，調製方式請參照Chapter9）

眉心輪失衡 療癒方向	精油配方	使用方式
磁場淨化	銀冷杉 🌢🌢 杜松漿果 🌢 沉香醇百里香 🌢🌢	擴香、空間噴霧、 沐浴鹽
疼痛緩解	銀冷杉 🌢🌢 樟腦迷迭香 🌢 綠薄荷 🌢🌢	按摩油、油膏、 冷熱敷
呼吸道養護	銀冷杉 🌢🌢 綠薄荷 🌢 沉香醇百里香 🌢🌢	蒸氣吸嗅、 嗅吸棒、乳霜
消弭恐懼	樟腦迷迭香 🌢🌢 杜松漿果 🌢 沉香醇百里香 🌢🌢	嗅吸棒、乳液、 按摩油
直覺提升	樟腦迷迭香 🌢🌢 綠薄荷 🌢🌢 杜松漿果 🌢	嗅吸棒、隨身香氛、 紙巾／手帕吸嗅

精油 使用注意

樟腦迷迭香極具開拓腦神經活躍的特性，請避免於下午三點之後使用，以免持續激勵交感神經而影響夜間睡眠。另外，杜松漿果容易干擾腎臟機能，故切勿長時間或高濃度使用。

生活隨香應用

製作香草鹽／糖

　　眉心輪類植物蘊含獨特甜美馨香，常見於烹調風味調製使用，可以採購有機新鮮香草植栽，修剪一段迷迭香枝、百里香枝或綠薄荷葉等，取乾淨紙巾擦拭且於室內晾乾，再單一或複合搭配放入糖罐或鹽罐中，稍事搖晃於陰涼處放置兩週後，即可取得富含植物香氣的香草糖及香草鹽囉！

淨化空間及浸泡沐浴使用

　　而銀冷杉及杜松漿果則可取其乾燥枝葉綑綁成束，加以燃燒淨化，開拓滿室馨香且維繫呼吸系統健康，當然也可將銀冷杉或杜松枝葉放入玫瑰鹽中（如同香草鹽製作方式），結合玫瑰鹽的能量特質，用來浸泡沐浴（作為沐浴鹽使用），以協助人體磁場整合修正，有助於恐懼消彌以及安神舒眠。

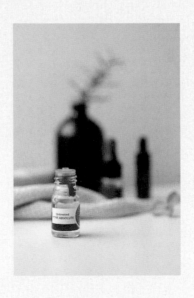

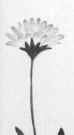

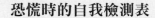

恐慌時的自我檢測表

「恐慌症」是種焦慮的表現，為現代文明病之一，在初期發作時症狀雷同於精神壓力，因此容易被疏忽，而錯失醫療相關協助，恐慌發作通常極為迅速，短短五至十分鐘就會達到嚴重的地步。因此日常應多加關注，無論己或是家人朋友，倘若有下列四項症狀同時發生，就應當求醫療專業評估協助，但在恐慌發作的當下，請盡快遠離危險（例如：開車中、游泳時），試著透過呼吸演練調整以穩定心神，則症狀多會在數分鐘或半小時內逐步獲得緩解。

□ 1.心悸、心跳加快
□ 2.發抖或顫慄
□ 3.冒汗
□ 4.呼吸困難、窒息感
□ 5.喉嚨哽塞感
□ 6.胸痛或胸悶
□ 7.頭暈、昏沉或步態不穩
□ 8.噁心、反胃、腹部不適
□ 9.感覺異常（麻木或刺痛感）
□ 10.冷顫或潮紅
□ 11.失去現實感、自我意識
□ 12.害怕失控或抓狂
□ 13.害怕即將死去

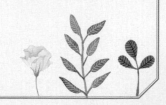

Chapter 8

愛的情緒

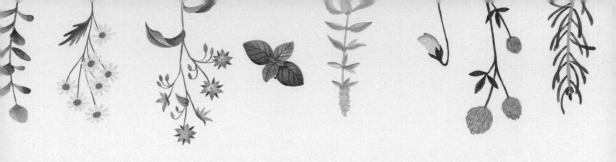

閱讀本章前…認識情緒

《我就要你好好的（Me Before You）》是 2016 年由西亞‧夏拉克（Thea Sharrock）執導、改編自 2012 年同名小說的浪漫愛情電影。戲中四肢癱瘓的男主角愛上看護女主角，兩人重新找到人生與心靈的歸屬。然而，身體的不受控制抹滅了男主角對於生命的溫度，即便男主角深愛著女主角，但最終仍決定邁向死亡，他說了句感人的話語：「我不想妳錯過其他對妳好的人」，在執行安樂死前，兩人擁抱、接吻與道別，為這段愛情烙下深刻的記憶。

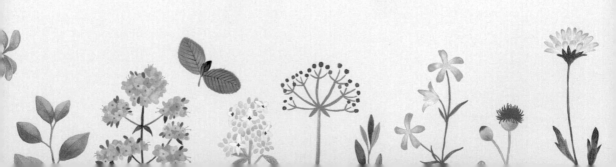

愛的樣貌

「愛」是上天賦予的單純美好！因為有愛，我們的生命綻放了豐富的色彩，眼底看到的世界變得晶亮璀璨、耳裡聽到的聲音宛如天籟、進入鼻腔的馨香甜美至極、心臟因為欣喜而加速跳動、意念因為歡愉而備感輕盈，身體細胞由內到外鼓舞悸動歡天喜地，這是「純粹愛」的真諦。愛也是一種感官，在擁有愛的時候，我們同時也會有其他的情緒附著，而這些情緒與「愛的鏈結」與否極為重要，或許有人會說：「只要有愛，就能抵禦各種情緒的傷害」，但是這樣的愛不免執著，在「以愛為名」的基準下，有時會讓我們判斷失常，也可能釐不清真實現況，這幾年身心場域時常談及的「情緒勒索」，就是用愛保駕護航而衍生的相互傷害。

其實「愛」本該純粹是愛，不該因為愛的存在而左右、影響我們對於事物的辨別力或者強度的拿捏，就像父母愛著孩子，在孩子犯錯時能判斷是非且循循善誘，協助孩子從中學習且知其對錯。但若擴大愛的本質，親子關係或許就會偏頗，過度導正或溺愛縱容都會在孩子身心烙下不可抹滅的傷痕，因此深刻影響孩子的一生。

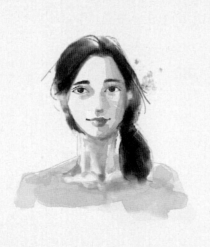

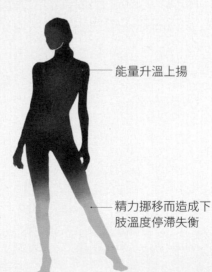

能量升溫上揚

精力挪移而造成下肢溫度停滯失衡

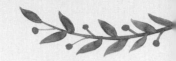

情緒表徵

情緒或許外露也可能內藏，卻同樣刻骨銘心。

生理狀態

儘管情緒火熱高張，但過於集中固守，將導致能量失衡。

體感溫度

當人感受到「愛」時，上半身溫度與「喜（幸福）」略同，然而能量升溫上揚，易導致精力挪移而造成下肢溫度停滯失衡。

強弱影響

如果愛的感受或給予過於強烈，將會變得貪婪或是執著；相反地，若是有所缺失，則會變得不敢輕易言愛，總默默承受並掩埋傷害。

為什麼會有愛的需求？

愛的本質理應「純粹」！愛的起點與延續蘊含和諧與喜悅，「愛」沒有特定的形體、沒有應有的規章，不被侷限框架約束、無邊無際，甚至有時毫無道理。但當愛發生的時候，我們能感受到胸膛的火熱、聆聽到心裡的雀躍歡笑，這種感覺會讓人流連忘返、不知不覺上癮、進而演變成日常的必須調劑。當事事都要以愛為名，「愛」則沾染上不同色彩，雖說豐富了日常，但也不免增加心底的重擔。

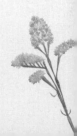

人人都有愛的需求

　　每個人天生蘊藏的愛，可以成為人生旅途中最富支持性的寶藏！當我們把愛內建於心，就可以保有一定的動力且不怕艱辛；只要有愛，儘管走得崎嶇，也能秉持勇氣徒步向前；只要有愛，就算遇到阻礙也能邁步奔赴奮力前行。「愛」雖然無法賦予我們百毒不侵，卻可以帶領我們披荊斬棘、成為生命的養分，滋潤孕育並伴隨著成長，從中建立自己與自己、自己與他人的關係。

　　也因為有愛，我們構築了親密關係的契機相伴，愛是塑造關係互動的基石，再調和鏈結需要的元素，添加信任、支持、陪伴、喜悅、幸福感…等，去守護身心暖度與全然呵護，用以溝通、經營、調整關係交流之間的摩擦，此種愛所體現的溫度與和諧，就足以長久支持且穩健。但如果單純說愛，附加的卻是痛苦、背叛、傷悲、負擔、質疑、控制或過度依賴，如此相處不免扼殺了愛的本質，也讓愛蒙受汙名化，或許這時你會說：「我錯愛了！這不是真愛！」或者「愛從來就不是真實存在！」但在說氣話或推託話語之際，我們都知道：「曾經發生的就不容抹滅」就算愛的濃度淡了、變調了，也只是時光流逝或環境變遷，不需要刻意掩蓋。雖然「愛」的溫度無法長久，卻可讓那段曾經愛戀甜蜜過的經驗保留在心底，在未來某日，當你談到這段舊有的曾經過往，你仍能自豪地說：「我曾經狠狠地愛過，也曾被疼愛呵護過！」

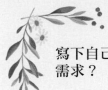

寫下自己感受被愛與不被愛的事件，釐清你在這段關係裡的需求？

● 沉重、失衡的相處方式都會遮蓋了愛

「情緒勒索（Emotional blackmail）」是心理學博士蘇珊・佛沃德（Susan Forward, Ph.D.）於1997年提出的語詞，論述親密關係被道德綁架所生成的行為模式，雖說讓許多人當頭棒喝，因此脫離了身陷情感勒索的軌道，但也不乏為人濫用而忽略了愛的真實存在。

在一堂親密關係課堂裡，我談及現代親子關係因為「情緒勒索」一詞的廣泛而變得更加緊繃，孩子動不動就提：「你對我情緒勒索！」這讓親子教養也增加了不少難題！課堂上，一位年輕的媽媽說到自己就是濫用情緒勒索的現行者，高三那年她熬夜苦讀，為的就是脫離那讓她備感壓力疲憊的母親，當收到大學錄取通知後，她即刻離家北上，畢業後更無縫接軌第一份工作，正式在台北定居，這數年間她鮮

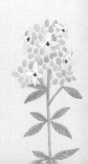

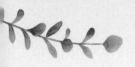

少回家，只為控訴母親從小到大給她的規範與控制，對於母親的要求與干涉，她一貫以「情緒勒索」抗議。為了讓自己抽離，她刻意放大自我、刻意走母親不讓她走的道路，藉以表示獨立與成長，直到她有了自己的家庭、擔負起孩子的教養，這才發現育兒的困難，尤其遭逢在幼童叛逆期總是逆反的孩子，口中不時說著「不要」與「你走開」，讓她疲憊不已，這才想到這種「為說不要而說而做」的行為，不就正是自己當年對待母親的方式嗎？

爾後，她帶著孩子回家，並且從旁細細觀察與孫子歡喜互動的母親，腦海中突然閃現兒時母親的教養過程，就算母親在規矩樹立上較為嚴格，但她卻「刻意放大了情緒勒索的重擔」，同時也無視於母親的愛，她說道：「如果當年平衡看待母親的嚴謹與關愛，決不會刻意脫離家庭，拋下與原生家庭這十多年的親情鏈結」。

❝ *情緒勒索的探究不是判定親子關係失敗，而是要改正相處的模式，讓親密關係都能夠回歸到穩固的基礎。* **❞**

——*蘇珊．佛沃德（Susan Forward, Ph.D.）*

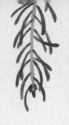

● 愛並非理所當然，悉心灌溉才能盛開

某次到學生開的花店，看到60幾歲的夫妻牽著手到店裡買花，看似表情木訥且走路遲緩的太太接著先生遞予的花束，表情瞬間綻放少女般靦腆的笑容，讓一旁的我十分動容。

待夫妻一同離開店鋪後，學生才說起他們的故事，先生每週都會牽著失智的太太來到店裡挑選喜愛的花束，某次跟先生聊到，她的太太在20來歲就嫁給她，全心專注在家庭照顧與教養孩子。那時的他因為工作忙碌，對於太太及家庭常常缺乏關注，直到十年前，她出現了些許異常，烹飪時會忘記添加佐料、重複問著相同問題、搞不清楚年份月日。在這些小小徵兆開始的初期，他還以為是太太脫離社會、日子過得不夠專注的緣故，但慢慢發現，原本對任何事物都充滿歡樂的她開始不愛說話，家裡的氣氛也變得沉悶，為此他還曾經暴怒指責過太太。直到一日，接到陌生人來電說太太迷路了，這才嚇得他帶她去就診，當醫師說出「早發性失智症」的診斷時，瞬間炸矇了一直以來自以為是的他！

這幾年，他申請提早退休陪著她看診復健，太太的狀況時好時壞，但總在收到花束的那幾天，精神較為喜悅、也能多聊上幾句，他喜歡看她捧著花時顯露的幸福笑容，就像那幾十年的歲月，她總用這樣的溫暖喜樂去迎接下班回家的他，今後的歲月他會用餘生去呵護、牽著她去探索這個她已近遺忘的世界。

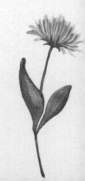

激發愛－活化頂輪的精油植物

對應脈輪 頂輪（Crown chakra，梵文－Sahasrara）

對應器官 邊緣系統、神經系統、防禦力

對應能量 開悟・覺知

頂輪療癒精油 檸檬、黑雲杉、維吉尼亞雪松、檀香、沒藥

　　頂輪是人增加思考能力及掌管智慧開啟並與世界聯繫的橋樑，其訊號對應著人體大腦的邊緣系統及神經感知。用以維繫人際互動與情感交流的主要所在，掌控著認知力、行為力與判斷力，得以讓我們活在當下、信任且追尋生命的美好，能夠排解抑鬱、冷漠和質疑，掌握平靜和諧的身心合一，了悟開拓覺知馥郁，完善整合人體其餘脈輪所需，進而整頓人體全面的生理與情緒；當七脈輪環環相扣活絡運行，始由頂輪向外傳遞，來取得靈性、智慧與高我的締結，自此開拓了生命的無限本能。

　　七脈輪位於人體不同位置，掌握人體的氣場與生發，然而早年於英國授課時，最受學生喜愛的卻是第八至第十二脈輪的課程，這五個脈輪位於人體之外，主要探究向外延伸的大愛與慈悲，藉由淨化、轉化、回歸且與天地宇宙連結。

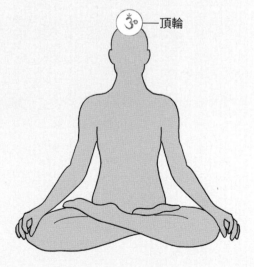

頂輪

檸檬 *Lemon*

🌿 拉丁學名：*Citrus limon*

在十五世紀，阿拉伯人將原產自東南亞的檸檬帶入歐洲，在義大利地中海開拓了嶄新的傳奇，檸檬的香氣清新提神，酸甜氣味夾帶陽光的炙熱與歡愉。

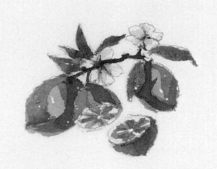

植物科別	芸香科柑橘屬
萃取部位	果皮（冷壓）
療癒本質	前調
香氣特徵	清新果香、帶著淡淡的酸楚、蘊含提振氣息
化學屬性	檸檬烯70%、蒎烯<5%、單萜烯、檸檬醛3%、香豆素<1%
療癒特性	提振人體免疫（激勵白血球活性）、強效抗病毒及殺菌、止痛（痛風、關節炎）、退燒、調順消化系統
情緒對應	緩解身心疲憊、擺脫噩夢
安全規範	1.注意其光敏反應，對於過敏性膚質極易導致刺激或敏感 2.必須注意其濃度稀釋，以低劑量使用；按摩時，建議濃度不超過1%，泡澡時僅需一至二滴並與基質充分乳化再倒入浴缸使用

黑雲杉 *Black Spruce*

🌿 拉丁學名：*Picea mariana*

黑雲杉的主要產地在寒冷的加拿大森林，是冷杉及松樹的近親，香甜溫和略帶木質馨香、有著同樣遼闊深遠的氣息，賦予寧靜和生命的療癒；特有的甜甜香氣帶有微涼張力，具有引導推動之力量。

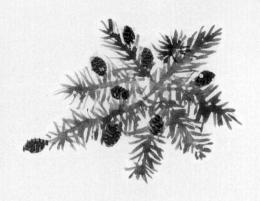

植物科別	松科雲杉屬
萃取部位	針葉與嫩枝（蒸餾）
療癒本質	前調
香氣特徵	甜甜略顯微涼氣息，偕帶木質馨香，氣味絕妙動人
化學屬性	單萜烯55%、酯類30～37%、倍半萜烯2%、倍半萜醇1%
療癒特性	滋補、具類荷爾蒙、抗痙攣、抗感染（呼吸及免疫系統）、協助甲狀腺機能恆定
情緒對應	神經滋補劑、平衡調節情緒、補強神經耗弱現象、消弭疲憊不已的感官
安全規範	無

維吉尼亞雪松 *Virginian Cedarwood*

拉丁學名：*Juniperus virginiana*

維吉尼亞雪松屬於高大紅木，又稱為「香柏」，屬於柏科之樹種，曾是寺廟建造及大型建築最受歡迎的木料，散發著厚實強健、堅毅沉穩的鉛筆香氣，帶來高海拔才有的遼闊靜謐森林氣息，有著支持性的力量。

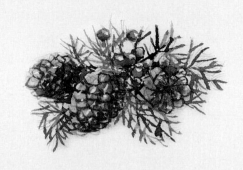

植物科別	柏科雪松屬
萃取部位	木材木芯（蒸餾）
療癒本質	中基調
香氣特徵	弗遠遼闊的木質氣息，如同身處深谷秘境
化學屬性	雪松烯65%、倍半萜醇32%
療癒特性	靜脈滋養、提振免疫力（包含呼吸、皮膚、泌尿系統）、極佳收斂效果（去油補水）、利尿（腎臟養護）
情緒對應	強化神經傳導、抗憂鬱、抗焦慮、安撫鎮定神經緊繃的相關病症
安全規範	無

檀香 *Sandalwood*

🌿 拉丁學名：*Santalum album*

檀香是半寄生樹種，經年累月
將根部依附在其他大樹的樹根之
上，等待時機孕育成長茁壯。檀
香是修身養性淨化空間、穩定心
緒的首選，蘊含木質洞悉穿透且
沉穩安神的寧靜氣息。

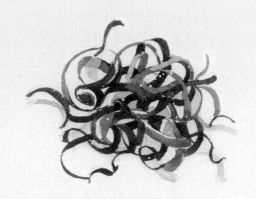

植物科別	檀香科檀香屬
萃取部位	木材木芯（蒸餾）
療癒本質	基調
香氣特徵	沉穩濃厚木質香氣，賦予智慧開拓與心靈沉靜
化學屬性	檀香醇80%、檀香烯15%、醛類3%
療癒特性	解除淋巴與靜脈阻塞、強化心臟、鎮定安神、慢性呼吸道保健、各類肌膚問題保健
情緒對應	極具鎮定安神特性，包含失眠、焦慮、憂鬱、壓力，以及舒緩神經性止痛（坐骨神經痛）
安全規範	無

沒藥 *Myyh*

🐦 拉丁學名：*Commiphora myrrha*

在中醫記載，沒藥具活血化瘀
散滯行氣特性，自古多用於消腫
鎮痛、安神舒眠；在西方，則會
用以焚香祝禱，普遍作為宗教儀
式及靈性加持的妙藥。

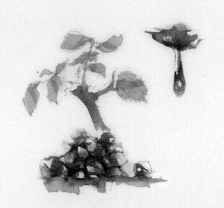

植物科別	橄欖科沒藥屬
萃取部位	樹幹取得乾燥結晶的樹脂（蒸餾）
療癒本質	基調
香氣特徵	微苦樹脂氣味，略帶淡淡碘酒氣息
化學屬性	倍半萜烯70%、老鸛草酮7%、倍半萜醇6%、單萜酮>4%
療癒特性	極佳免疫保健（促進白血球增生）、抗菌抗感染（黏膜）、調節甲狀腺、保護肝臟、抑制性慾
情緒對應	讓情緒放鬆並獲得舒緩、靈性加持
安全規範	1.孕期、哺乳期忌用（荷爾蒙干擾） 2.服用降血糖或抗凝血藥物時，應審慎使用

頂輪療癒配方及使用方式

　　以下精油是以配方比例建議，也可以做為滴數建議（例如：植物油5ml＋複方調和油5滴／5%，調製方式請參照Chapter9）

頂輪失衡療癒方向	精油配方	使用方式
安定身心	黑雲杉 💧💧 維吉尼亞雪松 💧💧 檀香 💧	按摩油、乳液、爽膚水
焦慮憂鬱	檸檬 💧💧 黑雲杉 💧💧 檀香 💧	按摩油、乳液、嗅吸棒
安神助眠	維吉尼亞雪松 💧💧 檀香 💧💧 沒藥 💧	嗅吸棒、擴香、芳香噴霧
免疫激勵	檸檬 💧💧 黑雲杉 💧💧 維吉尼亞雪松 💧	嗅吸棒、擴香、熱蒸吸嗅
提振滋補	黑雲杉 💧💧 維吉尼亞雪松 💧💧 沒藥 💧	按摩油、芳香棉球、沐浴鹽

精油 使用注意

頂輪療癒用油自古多用於焚香祝禱、作為祭祀用途（檸檬除外），因為有靈性加持特性，故不建議過於頻繁使用。而檸檬屬於高度光敏感，使用於肌膚時需要適度稀釋且避開光源照射六至八小時為佳。

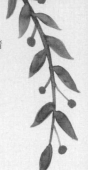

生活隨香應用

從薰香到浸泡、沐浴穩定人體氣場與心緒

頂輪的五種療癒植物極具身心整合特性，可準備檸檬果皮粉末、檀香粉末、維吉尼亞雪松木芯粉末、沒藥樹脂粉末、黑雲杉細針葉粉末，上述五種各取一份混勻後，添加總重量15%的楠木黏粉，適量調和純水或純露至手捏得以塑型的狀態（酌量添加水，切勿過濕，以免不好捏塑成形），以手捏成香椎狀，放置有微微陽光照射的窗台邊乾燥四天左右，即可點火焚燒，以淨化空間磁場，調整身心健康。或者也可取調配好的複方粉末，單純倒入浴盆或調和沐浴鹽浸泡使用，得以穩定人體氣場，啟動安撫鎮定神經的穩固力量。

檀香、維吉尼亞雪松、紫檀、檜木、梢楠…等木料皆常見雕刻製作成小樣擺件，但是這類木雕作品有些香氣馥郁，有些氣味卻在不久後就全然消失，這是因為木頭類的香氣分子僅聚集在木芯區域的緣故，以三十年以上的老檀最為明顯，其木芯顏色深的地方氣息濃郁，作為配飾擺件放在空間裡，油脂會持續分泌、香氣將持久恆長。然而澳洲的檀香與亞洲的東印檀品種大不相同，其木芯色澤較為淺白，故又稱為「白檀」，其氣味淡雅輕盈，萃取樹齡也較為年輕，精油價格也相對便宜；另一款號稱「西印度檀香」，則是來自更加次級的阿米香樹，其精油黏稠、產油量大，功效氣味與檀香截然不同，卻總被不肖業者混充，並以檀香價格販售。

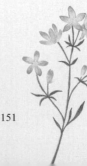

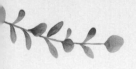

釋放情緒的療方

清理自身、回歸原點的話語練習：夏威夷四句箴言

「對不起」、「請原諒我」、「謝謝你」、「我愛你」是夏威夷古老的四句強大的話語，當地稱之Hooponopono，是一種用愛去修正且賦予眾生靈性修持與溝通的方式，透過修・藍博士出版暢銷的《零極限（Zero Limits）》極力推崇，這四句箴言已然風行於全世界，不少領域的導師將之帶領至不同群體，協助身心冥想淨化清理，讓個案獲得心靈的平靜祥和，且確保意識的提振與快樂。這四句話雖然各有意義，但主要在於清理自性、回歸原點，有點像是「心經」經文裡所說的「觀自在」，觀照五蘊皆空、回歸無我本自在，在日常生活當遇到困頓或身心不適時，可以持用這四句話作為指令去應用在你需要的人事物，比方突如其來感到肚子疼，你可以這麼告訴你的肚子：「對不起我沒有覺察到你的需求，請原諒我忽視你，謝謝你一直以來這麼的努力，我愛你」，之後重複「對不起」、「請原諒我」、「謝謝你」、「我愛你」，你就可以感受到這簡單卻集中的意念所啟動的神奇療癒力量。

這四句話其實沒有順序之別，也不一定非要完整唸出四句，只要在需要的時候、依照自身感應去念誦，透過一定的頻率反覆專注，我們的意念與心靈將可逐漸緩和平靜，用以洗滌淨化、感受身心回歸於零，請用這簡單的方式，和你的身心來一場歸零的對話吧！

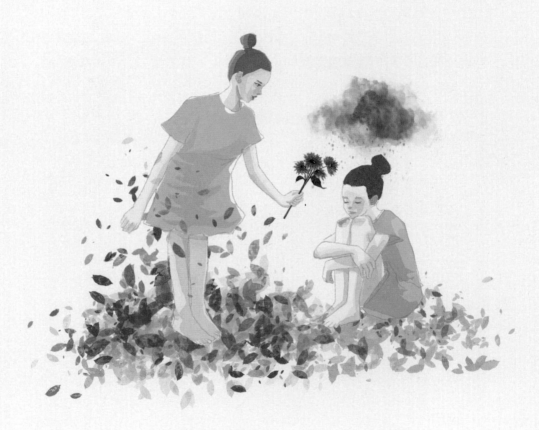

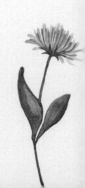

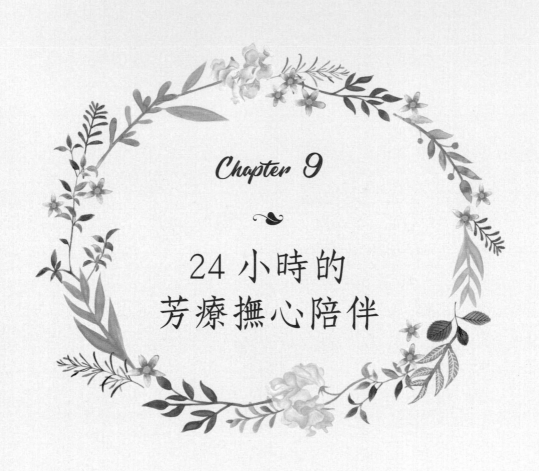

Chapter 9

24 小時的
芳療撫心陪伴

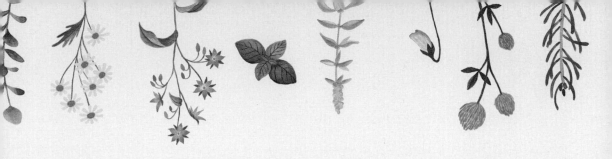

Emotion & Aromatherapy

- ・早晨的調香療方
- ・上班空間的調香療方
- ・居家空間的調香療方
- ・給小孩的調香療方
- ・給青少年的調香療方
- ・給長輩的調香療方
- ・睡前、助眠的調香療方
- ・居家芳療小手作 28 款
- ・面對疫情的芳療照護精油 10 選
- ・依不同症狀建議的芳療配方

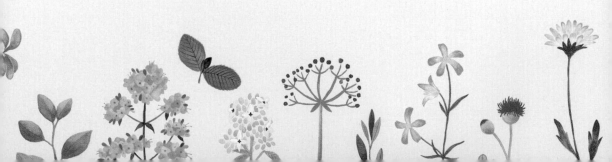

早晨的調香療方

俗話說：「一日之計在於晨」，早晨起床的情緒通常左右了整日的心念與互動關係，何不善用早晨寶貴的時光，施以香氛預約一整天的美好！

每個人都希望在早晨起床時，能夠有最好的身心狀況、精神飽滿，好迎接每個嶄新的一天，但頻頻因為晚睡或睡眠品質不佳，早晨的喚醒通常苦了鬧鐘或是手機，常常是鬧鈴一響再響，但大腦沒辦法立即開機的狀態，等到突然驚醒後，通常已經蹉跎了原本能在家舒適享受出門前的寧靜時光；以致於又沒有多餘的時間打理、引來一整天對於服裝不得體的尷尬，匆忙出門忘東忘西、不免讓事務缺失而無法事事完善，如此緊張緊繃的情緒將影響我們的判斷與思緒，日復一日地累積精神壓力，不妨試著調整早晨起床的步驟，好重整晨間時段。

起床後 ── 選擇喚醒你的香氣

我有一位朋友常說：「如果每天有人能端杯咖啡到她床邊，定能導正她晨間不清醒的困擾」。這位好友是聽到鬧鐘一響，身體便會慣性起床的特質，然而從梳洗、穿衣、出門搭車，她總覺得大腦始終無法好好運轉、感覺疲憊昏沉，非得到公司樓下買杯咖啡，任由咖啡馨香貫穿嗅球，才能喚醒她腦中的雞鳴艷陽。為此我幫她找尋了咖啡精油並製作成「咖啡嗅吸棒」，讓她放在鬧鐘旁或枕頭下，每當鬧鐘響起就能隨手取得嗅聞咖啡香氣，據她回應此法甚好！當氣味進入鼻腔，就好似瞬間打通了任督二脈，讓她精氣神十足、即刻清醒。當然不僅只是咖啡的氣味，您可以選擇你喜愛的氣息，滴入嗅吸棒中，不僅用以喚醒交感神經的覺醒，還得以提振情緒愉快甦醒，這時合適使用的

各種香氣包含如下：

提升血清素：甜橙、葡萄柚、佛手柑

振奮精神：檸檬、萊姆、山雞椒

確保身心平衡與呼吸保健：月桂、甜馬鬱蘭、銀冷杉

賦予些許清新涼爽：綠薄荷、史密斯尤加利

可以就上述精油中選擇三至四種調配成複方純精油，再取約十二至十五滴，滴入嗅吸棒棉芯中，即可開始享受由喜愛的香氣喚醒早晨的絕妙感受。

出門前 ── 用香氣裝扮整日的氛圍與美麗

香氣足以塑造個人的情緒氛圍，亦能雕琢一個人的妝容與個性表徵，例如：市售香水。許多人使用香水不單僅只是喜愛它的氣味，更多的說法是「香氣讓我變成想要成為的自己！」在芳香療法的世界中，我們擅長以自然香氣調製伏特加或琴酒，創造出不同的情境氛圍並塑造個人馨香，然而日常香氣使用不僅於此，您可以將香氣製作成爽膚水，在更衣出門前噴灑在衣服、皮膚或髮梢，讓香味自然附著且伴隨，我喜愛使用木質調性的香氣佐以日常，例如：檀香、雪松、花梨木或肖楠，當然您也可以任選精油或採用精油抓周，透過盲抽去感受香氣的一日相伴。

上班空間的調香療方

我們都希望能夠執行追逐夢想的工作，但生活的需要與家庭的責任讓我們必須更踏實而為，每天朝九晚五、長時間待在同一個空間的上班型態，讓辦公室已幾近成為現代人的第二個家，因為每天三分之一的時間都待在辦公區域，那麼環境的舒適與否就極為重要了！

稍有制度的公司多注重員工福利及健康，不僅設備人性化、更著重員工紓壓，如此能幫助提升工作效率。倘若您所在的公司沒有這等福利，那麼也別氣餒，可以用香氣鋪陳在自己的空間區域裡，營造想要的和諧氛圍，唯有身心愉悅度增加，工作的創造力及動力才會跟著提升，好讓上班的負荷與情緒透過自然療癒的情境馨香來塑造出釋放壓力的辦公環境；建議使用杉類的葉脈香氣，例如：歐洲冷杉、西伯利亞冷杉、黑雲杉、膠冷杉…等，讓辦公區域散發山林芬多精氣息、賦予身心自在舒適遼闊。

上班時 —— 空間清新淨化

在疫情期間，人與人近距離的相處不免讓人擔心不已，因此建議可在辦公及公共區域設置紫外線殺菌燈，在下班前開啟使用；日間時則可使用空氣清淨機做搭配，先行消弭空間中的細菌粉塵。

在平日上班聚集時段，不妨依照室內坪數來使用環境淨化的香氣及室內擴香，一般個人辦公室使用約四至六滴精油即可；若是較開闊的多人辦公區域，於空間前後各放置一台擴香器，精油使用約六至十滴。倘若使用水霧擴散的水氧機，就要注意水霧噴出的水分子大小，

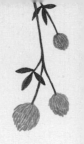

有的機型水分子較大，一般設定為病房加濕補給，容易造成空間過於潮濕，故不建議家庭使用；我慣用的是市售的純精油擴香儀，它不以水為介質，直接將100%純精油的細小分子擴散在空氣中。建議用於辦公空間淨化殺菌的香氣有：茶樹、綠花白千層、奧勒岡、尤加利、月桂、檸檬⋯等，可加上述精油預先調配成您喜愛的複方純精油，再將之擴散於空間，不僅能協助人體免疫提振，還能去除空間異味，達到空間清新淨化的作用。

上班時 —— 凝聚專注力

上班時昏昏欲睡想必是大家都有的經驗，尤其是下午三、四點，睡意陣陣襲來，擾亂且拖慢了下班前的工作進度。大家普遍會認為是因為午餐飽足而引起的睏感，但如果已刻意降低飽足量後卻也不見得有所好轉，各種提神招式就會頻番上陣，除了咖啡之外，多數人會使用口香糖、薄荷糖、薄荷嗅吸棒、薄荷類香膏⋯等，好似要用薄荷的勁涼去振奮提神、好撐起那不受控制的眼皮。

然而，就植物的氣味分子而言，薄荷醇類的清涼真能帶來沁涼醒腦的提神，但是這等操作將直接喚醒人體於午後本該銳減的交感神經，使得副交感神經被抑制，導致干擾影響夜間的作息與睡眠。因此建議午後三點前使用薄荷、迷迭香⋯等香氣，而三點後改用佛手柑、檸檬、月桂、檸檬馬鞭草、沉香醇百里香⋯等香氣；可滴入一滴精油於六分滿溫熱水的馬克杯中，進行三分鐘的熱蒸吸嗅，也可以直接滴在紙巾上，簡單進行紙巾吸嗅也是不錯的選擇！

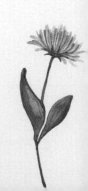

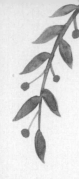

居家空間的調香療方

　　家不單只是避風港，更是身心棲息的地方，舒適的居家空間除了對於裝潢陳設的講究，更需要談及的是磁場及氛圍。就像家中每個人的房間會因為居住者的緣故而有不一樣的感覺與氣味，因為居住者的心念會透過呼吸及皮膚的排放而散發出不同的情緒氣息。就如有時候我們到了某間飯店或走入空間裡，我們頓時覺得舒服心安，其實就屬於商業香氣的鋪陳，我自己就曾幫不少店鋪、飯店及公司行號設計專屬香味，讓得宜的氣味在空間裡散播，帶著特有的意境馨香，讓在空間裡活動的人們得以感受到場域的舒適與心緒的凝聚。

　　在這之中我最喜歡家庭空間的佈置，每個空間都有各自的需求，例如：初進門的玄關處需要立即淨化身心，最好能將工作繁雜事務拋諸腦外；進到客廳區域，需要的是一家和樂相聚且久待不膩的氣息；餐廳區域則需要歡快開胃的氣味，好讓一家老小得以透過夜間相聚，去分享一整日的經歷與確幸；而個人的睡房，著重卸下面具、寧靜舒適，好讓你悠遊於自個兒的小小天地。

用在空間裡 ── 選擇心儀的香氣去裝飾家居

　　氣味的感官是獨斷的，每個人都有自己喜好的香氣需求與不同的喜好厭惡，因為香氣早已不知不覺鏈結了我們的成長經歷，為從小到大的生命歷程做了記憶性的儲存。光是玄關香氣就有不同的喜好與差異，針對初進門的淨化所需，有的人覺得「家」是愉悅的港灣，因此喜愛使用柑橘類的氣息，用酸甜的歡樂氣味去排除工作的身心疲憊；又逢疫情影響，有的人非得進入家門才能感到心安，因此殺菌類桃金孃屬的殺菌氣味就成了守候家庭的第一守衛。

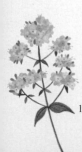

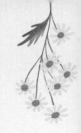

　　我的一位學生極其喜愛木頭的香氣調性，總愛大量噴灑木質香氛在玄關處，她說如此每回進門，就能感受到瞬間被沖刷洗滌，能夠即刻淨化排除日間的不愉快與壓力。她一開始使用木質空間香氣噴霧，爾後換成木質精油擴香竹擺放，最後居然大肆整修玄關，用帶著香氣的檀香木板去打造了兩側的實木牆面，只為成就那返家的儀式且雕琢木質調性的絲縷氛圍。

加在洗沐用品中 ── 符合家人們各自需求的香氛

　　居家香氣塑造不僅在於擴香揮發使用，在芳療層面也能將香味隱身於各式的居家用品之中，像現今較為著重自然馨香的訴求，有時不免擔憂買回家的含香產品是否不夠天然無害；建議採買沒有香味的商品，例如：無香洗髮精、無香沐浴乳、無香乳霜、無香洗手液…等，再依照家人對於香氣的需求，以合適的精油劑量進行香氣調製，一來能避免「香害」的危害，又能符合家庭成員的身心情緒所需去調製、提供合宜的香氣，更重要的是能排除不應當使用的禁忌用油，如此才能夠更心安地使用大自然的賦予去呵護、照顧心愛家人的健康。

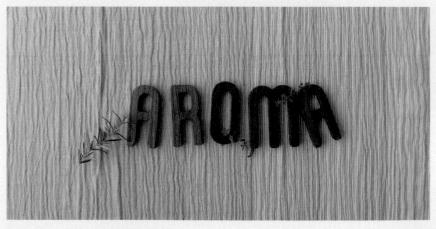

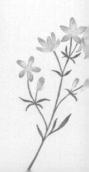

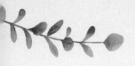

給小孩的調香療方

孩子先天對於氣味的感官較為敏銳強烈，尤其是陌生的氣息較容易排斥而將之拒於門外，例如：孩童常見的偏食，通常發生在氣味較為強烈且不熟悉的食物上。對於剛踏入這世界的孩子而言，有許多的事物無法辨別危險，只能用先天的基礎嗅覺去評判食物與安全，因此會對散發獨特氣味或者口感的食物表示遲疑或推拒，我常跟擔憂的家長們說：「這是聰明且懂得自我保護的孩子會有的表現」。

然而，在營養訴求方面，家長仍會擔心孩子的養分不夠均衡充足，此時不建議用恐嚇及謾罵威脅對待，或許你會說：「我們也是這麼被打大的！」但我認為進食應該是喜悅歡快的事，孩子只是需要時間去理解食物及香氣的美好，因此得經由大人耐心引導，透過食物小故事、口味軟硬的調整、烹調方式改變、甚至擺盤的美化，讓孩子慢慢接受食物是安全的、是健康的、是營養好吃的！

孩子用餐時 —— 讓喜愛的香氣調整食慾

孩子們喜好的香氣通常較為純粹，或是在日常生活裡較好辨識的氣味。我的一位朋友結婚十四年至今，每週都會固定買一束鮮花送給他的太太，結果在一堂幼兒偏食教育的課堂中，老師帶著孩子們找尋愉悅得以伴隨用餐時光的香氣時，十四位孩子經由嗅吸及量表評估後確認的是「甜橙」，唯有我那朋友剛滿3歲的女兒喜愛的是「玫瑰」。在偏食課程結業的那一天，只見其他原本對於茄子、紅蘿蔔、綠花椰菜偏食的孩子，在甜橙擴香的香氣中開心吃下那些原本排斥的食物時，爸爸還自我調侃道：「別人家的孩子吃飯用的是便宜的甜橙香氛，怎麼我們家的就得使用昂貴的玫瑰哪？」搞得一眾家長聽了大笑不已，之後我建議他可

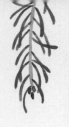

以在全家用餐時，把放在老婆桌上的玫瑰花挪到餐桌上，或許可見成效！數天後接到這好友的訊息，說他女兒吃飯的「惡習」在玫瑰花上桌後居然獲得調整，雖然紅蘿蔔依然不愛，但願意淺嚐個一根、兩根，用餐的食慾也提高了不少，讓夫婦倆極為欣喜。

● 嬰幼兒與孩童的精油安全使用劑量

　　一般醫療藥品的應用會以體重作為劑量的評估，然而就芳療照護來看，會以「年齡發展」作為用油的準則，因為不同年齡的孩子會有不同的器官發育，其體內系統運作及荷爾蒙成熟與否皆與精油的使用極其相關。就英國研究的嬰幼孩童照護安全而論，將依照不同年紀提供合宜（對孩子有幫助且不至於影響孩子成長）的劑量，各年齡如下：

年齡發展區間	精油劑量建議
0～3個月	純粹使用植物油（例如：甜杏仁油、荷荷芭油）
4～12個月	50ml植物油＋1滴精油　（比例為0.1%）
3歲以下	25ml植物油＋1滴精油　（比例為0.2%）
3～4歲	10ml植物油＋1滴精油　（比例為0.5%）
4～6歲	10ml植物油＋2滴精油　（比例為1%）
6～12歲	10ml植物油＋3滴精油　（比例為1.5%）
12歲以上	10ml植物油＋4滴精油　（比例為2%）

精油 使用注意

上述的精油劑量以健康嬰幼孩童為主，若有其他特殊狀況需再減半，或進一步諮詢嬰幼孩童專業芳療師的建議。

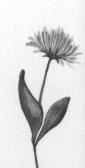

給青少年的調香療方

　　青少年意指12至18歲的年輕人,是由兒童轉變為成人的重要時期,期間因為荷爾蒙的高張,導致青少年在生理變化、情緒心理及人際互動上多有波濤起伏,故學術論及是人生第二個十年的轉折期,通常對於父母來說是親子關係壓力不小的期間,但對於青少年本身而言,又何嘗不是情緒明顯起伏且身心壓力莫大的階段呢?這個時期的孩子開始奠基個人的信念及想法,有時天馬行空、興高采烈、有時又懵懵懂懂、喜怒無常,總是不知道該如何詮釋所思所想,因此在溝通及互動交流上就難以掌控情緒,也因為聲音大了、音量高了,甚至出現傷害及抨擊性言語,而引發親子間或師生間的對立。然而,曾經走過青春期的過來人都知道,這段時期的情緒混亂真是難以控制,並需要透過一次次的磨練從中學習、學會情緒的收放、學會適當的溝通表達,才能在邁入成年之際去承擔且規劃人生路途。因此,這寶貴的時期需要父母師長多加陪伴疏導,並且以身作則讓孩子學習且了解言行舉止的重要,透過理解、包容與愛,去引導孩子突破困境、學會從跌倒中一次次站起,掌握面對人生的力量與勇氣。

● 現代孩子的壓力不同於過往

　　不少父母問我:「現代孩子豐衣足食,到底在不滿什麼?」但當我跟孩子們在聊天時,孩子總有莫名的孤獨感、感覺不被認可(理解)、不被相信、不被重視(排擠),甚至對於自己有著諸多批判。也因此有的孩子狂妄自大、有的孩子沉默寡言、有的獨來獨往、有的憂鬱焦躁卻不知該向誰求救,我所見的孩子多欠缺自信與傾聽的對象,他們渴望被重視、渴望被看見,但在普遍關懷不足又學習高壓的成長制度下,他們面對了不同於過往的身心壓力。

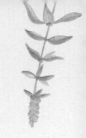

壓力，不單只從孩子的行為展現出來，還會影響他們的睡眠、導致生理病症的呈現，猶如我輔導的一位高三男孩，因為高度自我要求產生焦慮，導致高二的暑假出現圓形禿，男孩的短髮難以掩蓋圓形的脫髮，他只好在開學前夕去理了個光頭，才跨過了他自認為會被同學恥笑的困境。沒想到剛進入高三，他又因為頻繁的小考而誘發胃炎及腸躁，頻繁的腹瀉讓他自以為得了絕症，只能在我到校時偷偷問我，看著他焦慮漲紅的臉，我輕拍了他的背，確認了腹瀉的頻率及狀況，我認為他應該是緊張焦慮才引發腸躁症，我當場調製了一管嗅吸棒，棉芯滴上了他喜愛的檸檬、月桂、甜馬鬱蘭精油，指導他搭配正確的腹式呼吸，透過香氣的協助，學習適時放鬆過於緊迫的身心。除了嗅吸棒的方式，在居家空間裡可用擴香儀或擴香載體（松果、擴香石…等）來塑造香氛，日間適合以甜橙、葡萄柚、佛手柑…等柑橘類精油緩解焦慮，夜間則以薰衣草、乳香、銀冷杉精油幫助身心沉靜安穩。

● 3C成癮的背後動機

這一代的青少年對於手機的成癮往往讓父母十分憂慮，然而現代科技的變化正逐漸上揚，青少年用Instagram開拓自己的社群，尋求按讚數成了這時期孩子被認同及受歡迎的象徵，不少專家提醒父母注意孩子使用3C產品所帶來的影響及危害。然而，真正該注意的是孩子為什麼耗費大量時間滑手機？除了手機帶來豐富的新知與刺激之外，有沒有可能也像大人無意識滑手機是為了紓壓而已？因此不要再喊孩子放下手機，不如安排活動陪伴參與，帶領他們去領略體驗這個世界，不僅將手機裡的虛擬實踐於現實生活中，也可藉此了解青少年的喜好需求，且增進親子情感交流的機會。

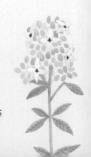

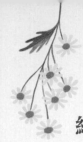

給長輩的調香療方

• 香氣的聯想與身心療癒

　　長輩喜愛的香氣背後都有舊時故事的原由，因此不少長照案例相關的研究是從「懷舊治療」著手。就如生薑的氣味提醒了特殊時節麻油雞的濃郁滋味；橘子的香氣把時光調撥到過年闔家團圓的氛圍；嗅聞玫瑰就好似兒時有母親相伴瀏覽著花園美景；廣藿香是許多年以前伴隨孩提成長的痱子粉馨香；冷杉的芬多精氣息就像與老伴初戀時同遊的杉林溪…等，香氣承載了許多關於人的回憶。

　　給長輩的芳療課程會因應長者的身心狀況而有所調整，像在長照及養護院區裡，我們會傳遞聲音與香氣，溫柔訴說著香氣故事的旅程，從種子邁開的旅行談到扎根發芽，而後成長茁壯且幻化出迷人馨香；在安養機構、我們帶著長輩手捻植物品茗香氣，透過氣味嗅吸去感受生理情緒的呼應，再將喜愛的氣味進行萃取，當精油一滴滴呈現，長輩們總是歡欣雀躍、伴隨香氣縈繞笑聲連連，再將其做成乳液或各式香品。每當長輩聞到相同的氣息，就會串連起課堂的自信與歡樂；針對社區裡的健康長輩，我們除了分享香氣之外，會再依據需求增加體適能及肌膚撫觸相關課程，協助長者增進人際交流互動，且提升居家自我照護的本事，讓長輩得以自在地健康老化。

• 為長輩選用芳療精油的禁忌

　　欲運用芳療於長輩時，有莫大的禁忌需留意，因為精油的細小分子足以透過血液及淋巴遍行全身，這也意味著精油分子會直接影響人體器官，牽連細胞、組織及系統運行。就像我所照護的長輩大多有睡眠失調現象，但只要排除慣用市售的薄荷醇類商品後，普遍自律神經都變得較為規律穩當，自然睡眠品質也有所提升。

另外，常見到茶樹精油被廣泛使用於空間淨化消毒，但有不少長輩鼻腔黏膜乾燥或皮膚搔癢皆出自於此。這是因為長輩的肌膚黏膜都較為脆弱，當茶樹精油被過度使用，例如：用來清潔衣物、用作空間殺菌擴香、用茶樹沐浴品洗滌、以茶樹乳液殺菌潤膚，茶樹的祛水祛油特性將導致皮表黏膜過度乾燥，反倒喪失應有的防禦及保護力。倘若長輩有長期服藥的習慣，則精油的使用就應該更加嚴謹，否則不僅無法協助長輩，還可能影響藥物的效用引發錯誤的判斷。

除了使用的精油品項需要注意之外，其調製劑量更應審慎拿捏，一般健康長輩的活動力儘管與成年人無異，但其實循環代謝已隨年紀遞減，當考慮到精油的排泄（代謝），就得低於健康成年人的劑量使用才行。如果是身體虛弱或臥床的長輩，就更應該小心呵護且詳細了解其身心狀況，以排除病況體徵相對應的精油類別，才不至於損害長輩們的健康。

● 除了精油，使用植栽的原始馨香也很棒

對於照護長輩有著較多的用油禁忌，或者考慮到長輩較無從採買符合標準的精油，故長照課程會適時結合園藝治療、藝術織染或彩繪（植物染、花草拓印），以及香料烹飪課程…等，好讓長輩得以在家簡單地重複實踐。透過隨手可得的大自然素材，去延續教學成效，得以落實芳療健康促進的長期推動，增添長輩的生活樂趣。

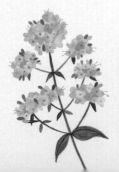

睡前、助眠的調香療方

睡眠失調堪稱是現代人不分男女老少都可能經歷過的文明症狀，睡眠失調指的是失眠、睡眠品質不佳、起床後沒有飽足感或過早醒來。其實睡眠是一種人體的本能，回溯古人的日出而作、日落而息，似乎就沒有這等憂慮，因此不少人自主評斷，認為是不夠疲憊導致夜不能寐，特意在臨睡前增加體能運動，為的是讓自己累翻了就能好好入睡。這種方式或許於初期有效，能讓人自動關機昏睡，但其實過度激烈的運動會加速血液循環及催動神經跳躍，因此就算睡著了，也很難依循睡眠的正常週期，去啟動人體細胞修護的力量。

睡眠失調其實是「自律神經失衡引起的睡眠障礙」，那麼就該著手調整自律神經的平衡，來協助健康睡眠的提升，相對地也能緩解因為自律神經失調所造成的其他生理表現，例如：心血管問題、免疫力下降、腸胃道症狀、情緒不佳、疼痛及莫名疲憊…等。

● 依據需求選擇讓芳療香氛幫你好入眠

想要有一場好品質的睡眠其實不難，只要能掌控自律神經的規律，讓交感及副交感神經都能各司其職，當自律神經失調即代表人體正在戰鬥且不堪負荷，不妨做一些讓自己身心舒適緩壓的芳香體驗吧！

幫助緩解自律神經的氣味不少，但我喜愛使用厚重的草根味，在我眾多睡眠障礙的族群裡，我最常使用廣藿香、岩蘭草及土木香，其濃郁的根部香氣混雜著大地土壤的療癒氣息，穩健扎根的調性能讓入睡前的神經減緩跳躍波頻。當身心歇下時，能夠增進呼吸深度且放鬆肌肉的緊繃；針對失智長照護理，調製甜橙、岩蘭草、檀香的助眠配方（比例為4滴：1滴：0.5滴）最受照服員誇讚。

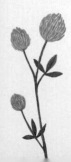

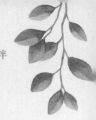

　　而年輕的個案族群多偏好輕盈緩壓的助眠香氛，例如：甜馬鬱蘭、快樂鼠尾草、小花茉莉…等極佳的鎮靜氣味，可調製成乳液或按摩油於夜間塗抹，對於身心緩壓放鬆極見成效；也有人喜歡使用玫瑰、玫瑰天竺葵、依蘭在夜間泡澡，不僅舒壓緩焦慮、還能提振女性特質且增加閨房樂趣；而羅馬洋甘菊及純正薰衣草，即是歐洲從古自今極力推崇的助眠香氣，在多項輕度睡眠障礙治療計劃裡就曾分別使用羅馬洋甘菊及純正薰衣草嗅吸的助眠介入，結果同樣都有顯著成效。而甜橙及橙花混搭的優雅氣息，十分適合作為情緒起伏所影響的助眠療方，可安全用作孩子於夜間舒眠的擴香。

● 晚飯後一杯花草茗茶有利於夜間睡眠

　　據本草綱目紀載，玫瑰花茶有助平衡內分泌，得以緩和情緒、紓解抑鬱；而西方較為推崇的羅馬洋甘菊花茶，多用以安定心神解敏紓壓、促進安眠；薰衣草茶則能幫助鬆弛神經、釋放壓力，因此被廣泛當作助眠茶飲。雖然上列三種花草茶方都有利於人體緩和放鬆，但花草茶飲仍有利尿特性，故建議別在睡前飲用，請於晚餐三十分鐘後沖泡享用，透過香氣品茗及鼻腔吸嗅，讓身心感受花朵馨香圍繞，體驗一杯茶帶來的放鬆與美好。

　　除了以上介紹的調香療方，接下來將示範說明28款在家就能輕鬆完成的芳療小手作，可以搭配各章節調香配方做各種運用。

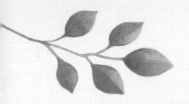

芳療 小手作

植物香氛包

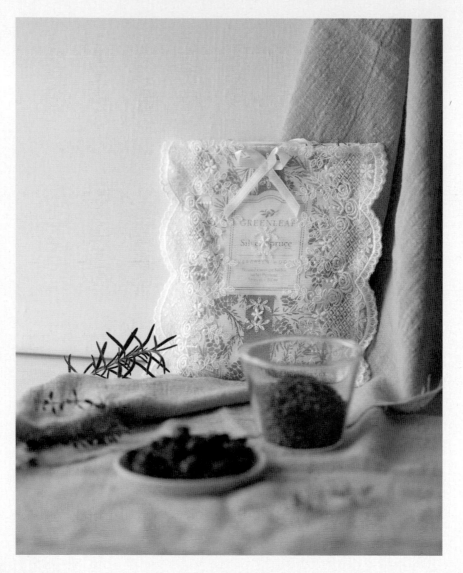

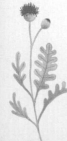

│素材│

乾燥香草　　　　　　　　　　**適量**

調製用容器（有深度為佳）**1個**

湯匙　　　　　　　　　　　　**1支**

夾子　　　　　　　　　　　　**1支**

香氛袋

│做法│

1 在有深度的容器中調配乾燥香草。

2 用湯匙均勻攪拌，確認馨香。

3 打開香氛袋，用湯匙或夾子放入乾燥香草，可以放
　在包包、衣櫥、抽屜…等想要增添香氣的地方。

芳療師 小建議

1 在迪化街或花草茶飲專門店都可買到乾燥花草，採買前請先探看植材
　品質並確認香氣是否新鮮清新，有利於維持香氛包的氣味成效。居家
　使用的香氛建議以花朵及草葉類做搭配，例如：乾燥玫瑰、桂花、羅
　馬洋甘菊帶著溫柔美好的氣息，歐薄荷、台灣薄荷、迷迭香、檸檬馬
　鞭草自帶清新涼爽的歡愉，而台灣人慣用的艾草、藿香根、金銀花不
　僅能防蚊驅蟲，更能增加保衛身心的防禦力。

2 做好的香氛包請放在乾燥處，大約可使用一年，如果使用過程中味道
　變淡的話可以稍微搓揉香氛包，協助香氣擴散。如果味道已全然消
　失，可以放入溫熱水中，進行足浴或手浴，泡完的植材還能當做養植
　物的肥料。

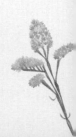

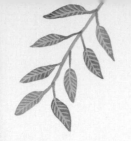

芳療●小手作

香草茶／香草咖啡

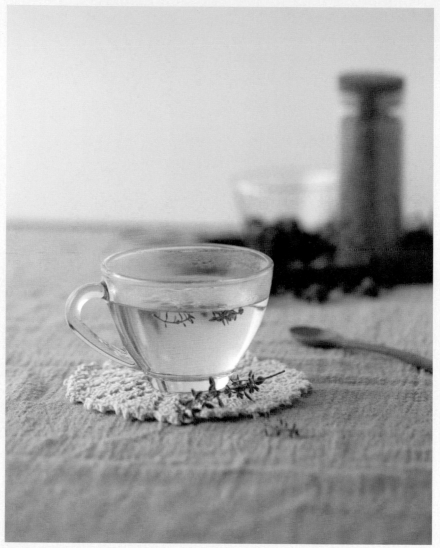

| 素材 |

有機新鮮香草　　　　**適量**

剪刀　　　　　　　　**1把**

夾子　　　　　　　　**1支**

咖啡或茶品

| 做法 |

1 用剪刀將香草剪枝，做初步處理。

2 以常溫飲用水沖洗清潔香草。

3 香草放置杯中，再沖入熱咖啡，或是熱水、熱茶。

芳療師 小建議

新鮮香草的氣味很適合添加進咖啡或茶品中，能賦予日常生活不同的情境及氛圍，讓身心放鬆、靜心品茗。一般市售香草茶及香草咖啡多以乾燥香草做調製，然而我更喜歡使用居家栽種的盆栽香草，例如：迷迭香、甜菊、芳香萬壽菊，薰衣草、薄荷…等，在需要的時候隨手採擷，就能任意搭配成豐富的氣味，提升咖啡及茶飲的風味。

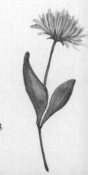

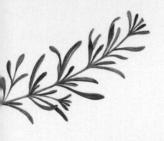

香草醋／香草油

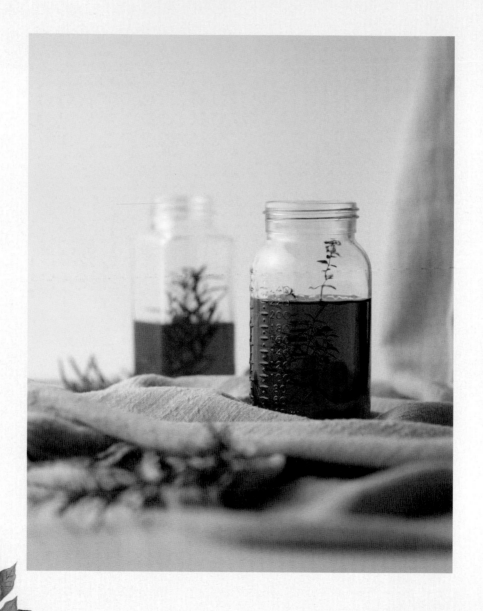

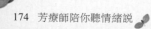

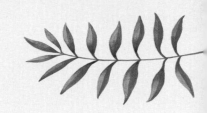

| 素材 |

有機新鮮香草	**適量**
蘋果醋或食用油	**適量**
剪刀	**1把**
夾子	**1支**
密封罐	**1個**
廚房紙巾	

| 做法 |

1 用剪刀將新鮮香草剪枝，做初步處理。
2 以廚房紙巾擦拭植材表面，不需洗滌。
3 將新鮮香草放入消毒過的空瓶中
4 倒入蘋果醋或食用油，加入的液體份量需淹蓋過植材。
5 浸泡兩週即可使用。

芳療師 小建議

1 香草醋及香草油的製作在歐洲極為常見，當地人定期採收當季香草，
　藉由浸泡方式採擷植物馨香，在國外超市的油品商品架上，可以見到
　不少瓶罐內蘊含植栽或花卉的浸油品；而在義大利西西里島，居民還
　會用盛產的黃檸檬來泡製成香氣四溢的檸檬油，是極受過路旅客青睞
　歡迎的觀光禮品。
2 在油品選用上，不建議使用分子比較大的油品（例如椰子油），因為
　會使得植物味道很難釋放到油品中，請用一般100%冷壓的液體烹調
　油。製作時，記得液體的份量一定要淹過植栽，否則露出的植物部分
　會發霉。

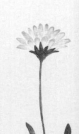

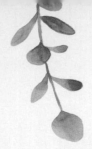

芳療 小手作

酊劑

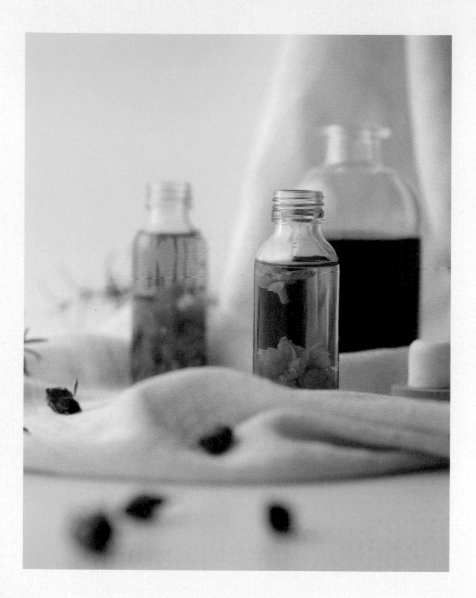

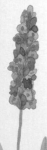

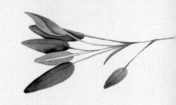

| 素材 |

新鮮香草	**適量**
伏特加或琴酒	**適量**
剪刀	**1把**
夾子	**1支**
密封罐	**1個**
廚房紙巾	

| 做法 |

1 用剪刀將新鮮香草剪枝，做初步處理，不需洗滌。

2 以廚房紙巾擦拭植材表面，接著沾取伏特加或琴酒擦拭。

3 放入消毒過的密封罐中。

4 倒入伏特加或琴酒，加入的液體份量需淹蓋過植材。

5 浸泡兩週即可使用。

芳療師 小建議

1 酊劑的製作歷史非常久遠，自古多作為傷口患處洗滌殺菌的療方，或當成藥物服用的處方，製作時，通常選用較高濃度的植物酒精與具有療效的植材一同浸泡，待植物香氣全然釋放於酒品中，就能放置家中儲存以備不時之需。而至今，酊劑倒拓展了品酒的情境，任意浸泡於酒品的香草花卉皆有助創造提升香氣層次。

2 製作時，伏特加或琴酒的份量不限，但新鮮香草至少要放1/3的份量，若使用乾燥香草亦可。特別建議的植材選用有新鮮玫瑰、新鮮桂花、新鮮茉莉、梔子花、白玉蘭花，或者有機柑橘皮或柚子皮。

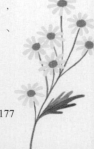

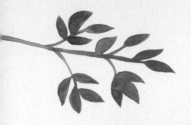

芳療 ✿ 小手作

浸／煮劑

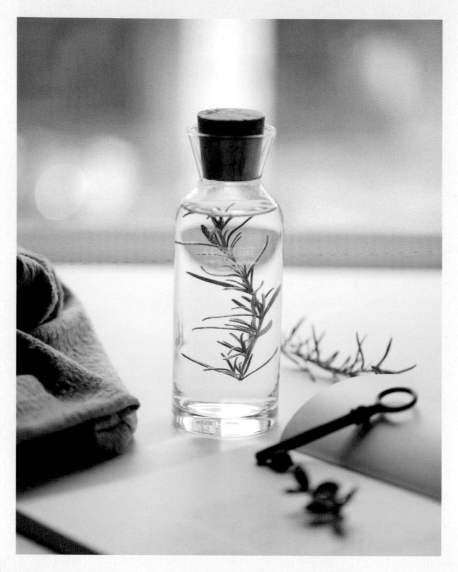

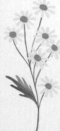

| 素材 |

新鮮香草	**適量**
燜燒杯或熱水壺	**1個**
熱水	**適量**
剪刀	**1把**
密封罐	**1個**

| 做法 |

1 用剪刀將新鮮香草剪枝，做初步處理，稍微沖洗清潔。

2 放入熱水燜燒杯悶泡15分鐘，或放入熱水壺中熬煮10分鐘。

3 待液體放涼後倒出，瀝除香草。

4 放置密封罐中，直接放冰箱冷藏儲存。

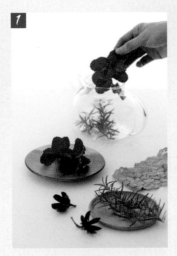
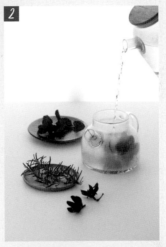

芳療師 小建議

1 做好的浸／煮劑成品可用於熱蒸吸嗅、冷熱濕敷、浸泡入浴、手作基質、植物染…等多種用途。

2 如果選用羅馬洋甘菊，有幫助皮膚止癢的效果；而迷迭香或茶樹，則能讓皮膚乾爽清新。

3 浸／煮劑的冷藏保存期限為五至七天。

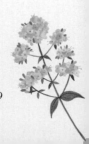

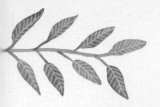

芳療 ❋ 小手作

香氛洗滌

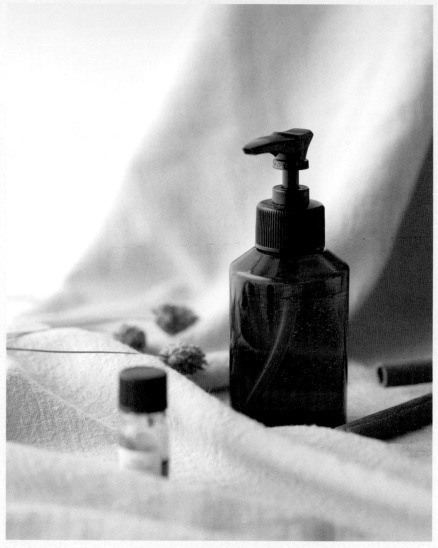

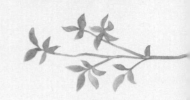

| 素材 |

複方純精油	**9滴**
滴管瓶	**1個**
無香沐浴乳或洗髮精	30ml
攪拌棒	**1支**
玻璃罐或PP瓶罐	**1個**

| 做法 |

1 於空瓶中預先調製所需精油配方，以滴管取9滴（比例為3%）滴入乾淨無水分的瓶罐中。

2 將15ml無香沐浴乳或無香洗髮精倒入做法1的瓶罐裡，輕柔旋轉攪拌。

3 再倒入另外的15ml無香沐浴乳或無香洗髮精，再次攪拌均勻，然後倒入玻璃罐或PP瓶罐中。

芳療師 小建議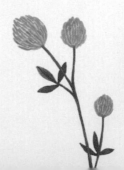

1 市售無香沐浴乳及洗髮精本身就內含乳化物質，故可以直接滴入調製好的精油，只要分次並完全攪拌後即可直接使用。

2 儲存用的瓶罐要能耐受精油，以玻璃罐為佳，倘若使用塑膠容器存放，建議使用PP材質的5號瓶身較為安全喔！

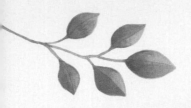

芳療 ● 小手作

手／足浴

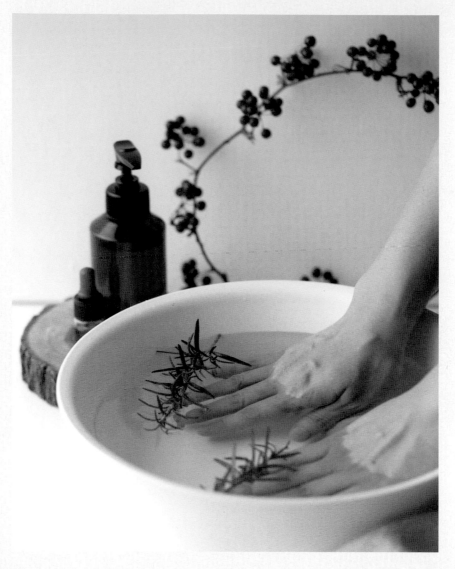

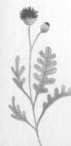

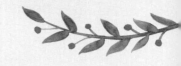

| 素材 |

複方純精油	**2～3滴**
伏特加	**10ml**
量杯	**1個**
攪拌棒	**1支**
水盆或浸泡盆	**1個**

| 做法 |

1 準備精油，取2～3滴置於量杯中，加入10ml伏特加攪拌均勻。

2 將調好的做法1倒入溫水盆中。

3 浸泡手或腳約10～15分鐘。

芳療師 小建議

1 手浴及足浴的精油浸泡方式，是以物理性溫度的改變，提升人體的活絡以及增進四肢末梢的循環，適合給予無法體驗全身性浸泡的人，例如：臥床者、長輩或孩子。如果是一般健康成人，則可使用於浴缸全身浸浴的方式。

2 伏特加是調製過程中的助溶介質（高濃度酒精或植物油都是），因為精油不溶於水，伏特加能幫助精油與水融合，避免精油直接碰觸肌膚而造成刺激危險。

3 除了精油，也可用新鮮香草來調製使用；但清潔用酒精不能取代伏特加做使用。

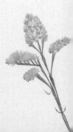

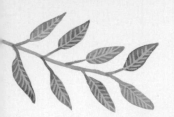

芳療◆小手作

冷／熱敷

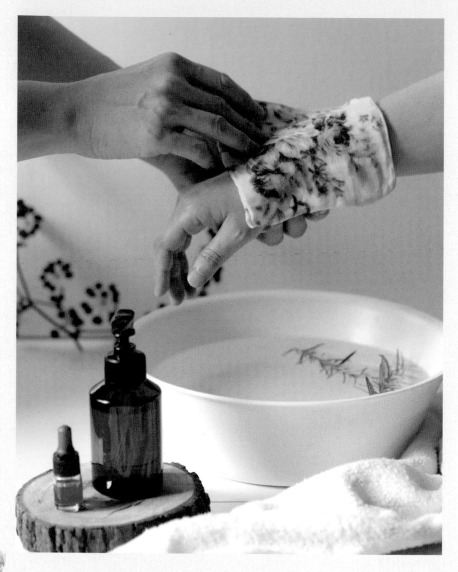

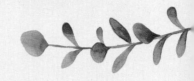

| 素材 |

複方純精油	2～3滴
伏特加	10ml
量杯	1個
攪拌棒	1支
水盆	1個
毛巾	1條
冰水或熱水	適量

| 做法 |

1 準備精油，取2～3滴置於量杯中，加入10ml伏特加攪拌均勻。

2 將調好的做法1倒入冰水或熱水盆中。

3 浸入毛巾，擰至六、七分乾，即可進行局部濕敷。

芳療師 小建議

1 冷熱濕敷是居家芳療保健極佳的照護法，是為特定需求者施行經皮吸收極為迅速的方式。冰敷／冷敷能緩解偏頭痛、牙痛、神經性肌肉或關節疼痛與消炎；溫敷／熱敷則能有效改善循環，協助阻塞停滯之疼痛，並促進人體機能活絡，例如：便秘、經痛…等。

2 冷熱濕敷前，如果患部有紅腫熱痛的狀況時，此時請不要熱敷。一般狀況下，建議水溫不超過50℃，控制在不燙肌膚的溫度為佳，以免破壞精油分子活性。

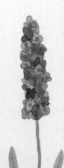

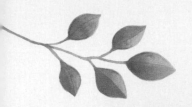

芳療 ◈ 小手作

芳香棉球

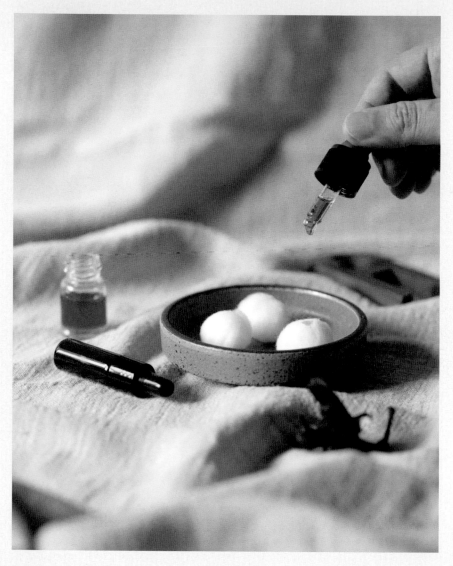

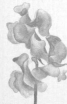

| 素材 |

特調複方精油	**3滴**
植物油	15ml
棉球	**數個**
量杯	1個
滴管瓶	1個
攪拌棒	1支

| 做法 |

1 取15ml植物油倒入滴管瓶，滴入3滴所需的單方或特調複方精油（比例為1%）攪拌均勻，再倒入滴管瓶中。

2 蓋上瓶蓋，放置於手心輕揉搓動瓶身，以協助精油與植物油融合。

3 取做法2的1～2滴於棉球上，輕輕放在兩耳外耳道口（切忌硬塞入耳道）。

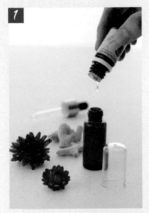
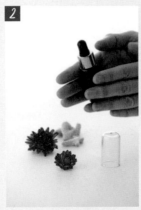
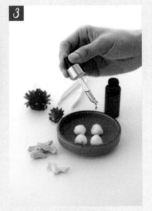

芳療師小建議

1 芳香棉球是英系及法系芳療常見的做法，多用於精神壓力莫大或內耳神經失衡族群之身心照護上；另外針對腦內喋喋不休的症狀緩解亦極具成效，可用於日常保健或伴隨夜間睡眠使用。在我個人臨床經驗上，此芳療照護法對於無法自行按摩的長輩們效果很好，有效增加睡眠品質，幫助身心沉穩放鬆。

2 素材中的「特調複方精油」就是預先調好的精油配方，不含植物油。

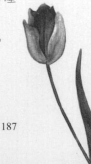

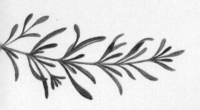

芳療●小手作

紙巾／手帕吸嗅

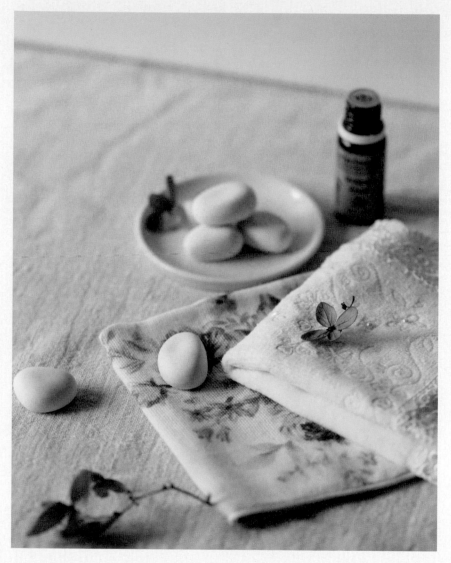

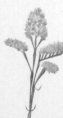

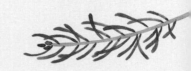

| 素材 |

複方純精油　　　　　　**1～2滴**

滴管瓶　　　　　　　　**1個**

紙巾或手帕

| 做法 |

1 於滴管瓶中預先調製所需精油配方。

2 取配方精油1～2滴於紙巾或手帕上。

3 稍微覆蓋於口鼻處，進行緩慢吸嗅，方便隨身攜帶使用。

芳療師 小建議

此吸嗅法是情緒衝擊時極為便利且迅速的芳療照護法，使用紙巾、手帕或絲巾，滴上1～2滴所需精油，即可透過覆蓋口鼻去嗅吸來自大自然的療癒芬芳。需留意進行吸嗅時，請避免將沾附精油濕潤的局部區塊直接貼在皮膚上喔！

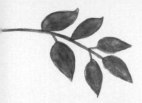

芳療◆小手作

乾燥花／果實擴香

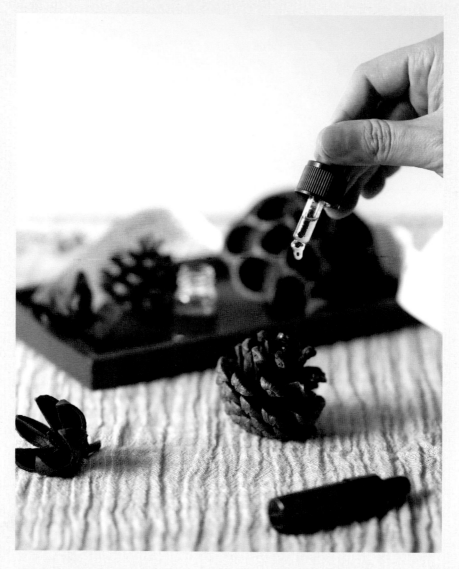

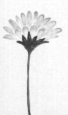

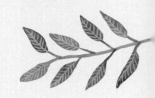

| 素材 |

複方純精油　　　　　　　　**數滴**
滴管瓶　　　　　　　　　　**1個**
乾燥花或能吸收精油的介質擺飾

| 做法 |

1 於滴管瓶中預先調製所需精油配方。
2 適量滴於乾燥花或介質擺飾上。
3 即可擺放在家中或空間的通風處，讓香氣任意擴散。

芳療師 小建議

精油的擴香載體除了使用乾燥花朵與果實，布質或紙質的花飾也很適合，
亦可使用於郊外踏青時隨手撿拾的松果、枝幹、木塊、乾燥蓮蓬、石頭、
果莢…等，直接擺在喜愛的托盤或淺碟上，再滴入喜愛的香氣，用以妝點
室內家居。

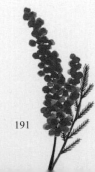

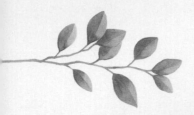

芳療●小手作

嗅吸棒

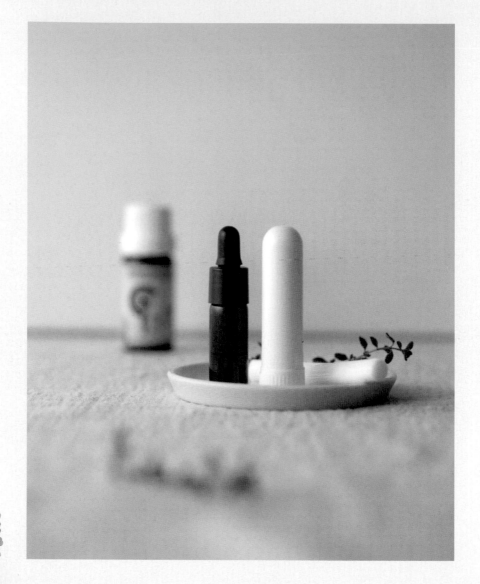

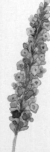

素材		做法

素材

複方純精油　　10～15滴

滴管瓶　　　　　　1個

嗅吸棒及棉芯　　　1組

做法

1 於滴管瓶中預先調製所需精油配方。

2 取複方純精油10～15滴於棉芯上。

3 蓋上底蓋，即可隨時嗅吸舒心香氛，但需留意每回嗅吸完必須將上蓋轉緊，氣味才能長久保持。

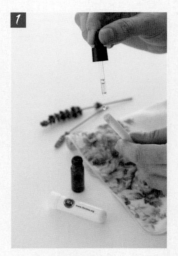
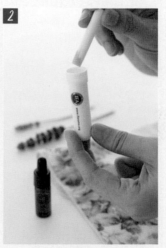

芳療師 小建議

若手邊沒有嗅吸棒，也可改用「熱蒸吸嗅」。一樣於滴管瓶中預先調製所需精油配方，取複方精油一至兩滴於裝有熱水（約50至60℃）的馬克杯中，以雙掌覆蓋杯口，口鼻靠近，緩慢進行吸嗅。此方式十分適合上班族消除疲憊感或幫助呼吸順暢，讓身心迅速提振回歸的效用強大。唯有一點需特別注意，熱蒸吸嗅容易刺激呼吸道，故不建議氣喘病患者採用。

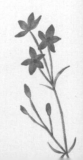

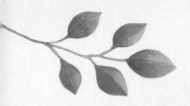

芳療 ● 小手作

天然香水

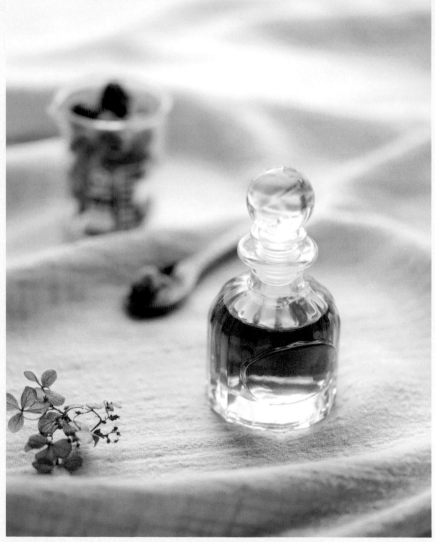

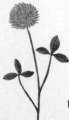

| 素材 |

複方純精油	**30滴**
滴管瓶	**1個**
酊劑	15ml
純露	15ml
香水瓶	**1個**

| 做法 |

1　於滴管瓶中預先調製所需精油配方。

2　取複方純精油30滴（比例為5%）與
　　15ml酊劑混合，倒入乾淨無水分的
　　香水瓶中，等待四週，每日需搖晃數
　　次。

3　四週後，倒入15ml純露調和均勻，
　　即可噴灑使用。

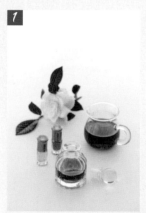
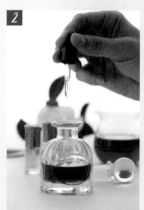
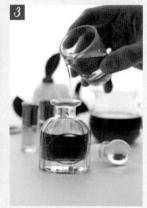

芳療師 小建議

1 完成的香水成品大約30ml。

2 香水的芳療手作通常讓人極為欣喜，選擇自己喜愛的香氣，再調和任
　何你喜愛的酊劑（請參176頁的酊劑製作步驟說明），稍作存放並等待
　基底香氣純化後，再混合純露（或是純水+伏特加），即可塗抹或噴灑
　散播專屬於你的獨特香氣。

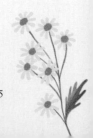

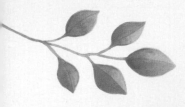

芳療 ● 小手作

隨身香氛御守

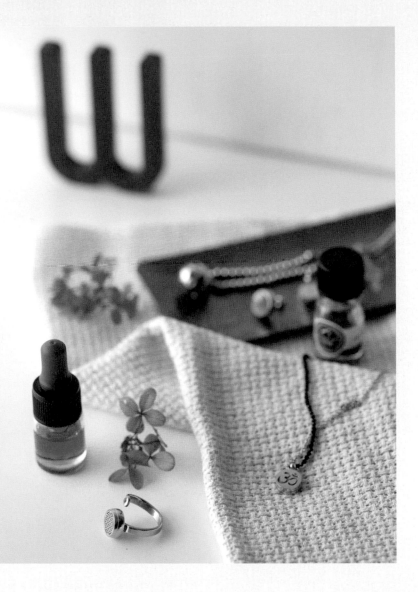

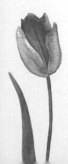

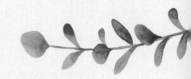

|素材|

香氛專用飾品（附棉球或棉片）**1個**

複方純精油　　　　　　　　　**數滴**

滴管瓶　　　　　　　　　　　**1個**

|做法|

1 於滴管瓶中預先調製所需精油配方。

2 取複方純精油數滴（適量就好）滴入飾品內的棉球棉片或擴香
　載體中，即可隨身配戴使用。

芳療師 小建議

夾帶精油芬芳的飾品配件非常輕巧好用，無論是耳環、項鍊、胸針或戒
指，市售的款式非常多樣化，依自己的習慣與喜好，讓你出門在外也有香
氣隨行，伴隨日間分分秒秒。

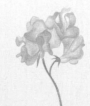

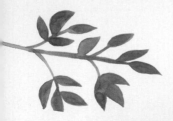

芳療 ● 小手作

芳香噴霧

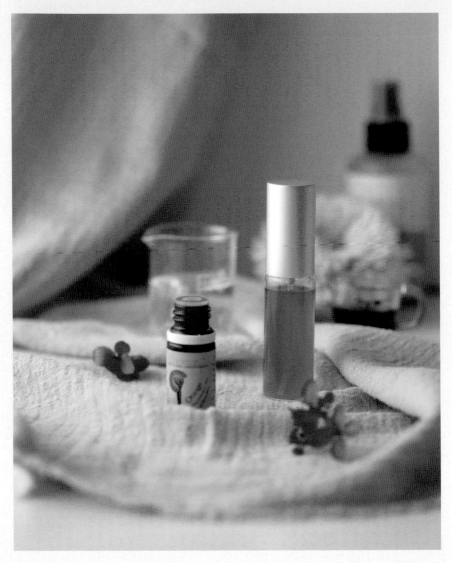

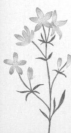

| 素材 |

複方純精油	**18滴**
滴管瓶	30ml
酊劑	10ml
純露	10ml
純水	10ml
噴瓶	**1個**

| 做法 |

1 於滴管瓶中預先調製所需精油配方。

2 取複方精油 18 滴（比例為 3%）與 10ml 酊劑先均勻混合，再依序倒入 10ml 純露及 10ml 純水完整混合。

3 裝瓶後即可噴灑於衣物及空間。

芳療師 小建議

1 完成的芳香噴霧成品即為30ml，請於三個月內使用完畢，每次噴灑前請先搖勻。

2 依據噴霧用途，酊劑可選擇殺菌淨化類，例如：茶樹、百里香、薄荷類酊劑，搭配抗菌類精油及純露調製成空間殺菌噴霧；或搭配花朵馨香，玫瑰、茉莉、桂花…等酊劑，製作出可以噴灑於身體肌膚的絕美香氣。

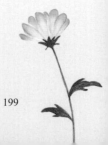

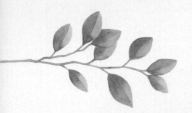

芳療 ● 小手作

爽膚香氛水

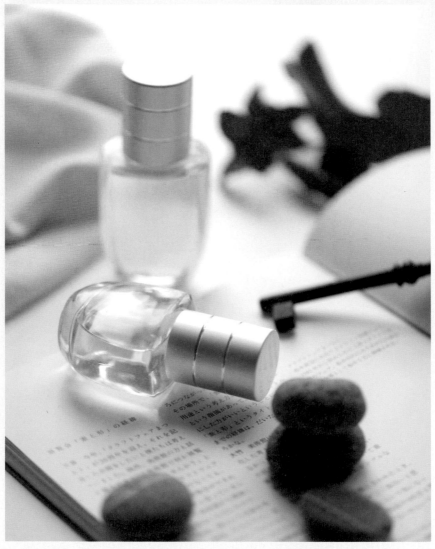

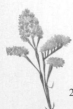

| 素材 |

複方純精油	**15滴**
純露	12ml
伏特加或琴酒	8ml
純水	10ml
有蓋空瓶	**1個**

| 做法 |

1 將複方精油15滴（比例為2.5%）與8ml伏特加或琴酒完整混合。

2 依序倒入12ml純露及10ml純水。

3 輕柔搖勻混合或輕握於手心加溫，沐浴後使用在身體肌膚上。

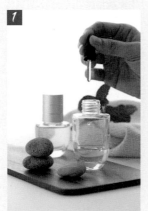 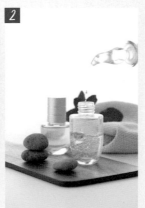 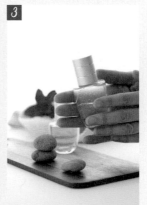

芳療師小建議

1 爽膚香氛水是歐美人士於日常沐浴後的常備品，用不同植物馨香鋪陳自信及舒爽，讓肌膚獲得大自然能量，任香氣護全周身、伴隨啟動整日的美好！

2 完成的爽膚香氛水成品大約30ml，請於三個月內使用完畢。此配方雖然已以植物酒精作為精油乳化於水的介質，但仍建議於每次使用前先行搖晃，以確定精油分子之安全性。

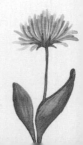

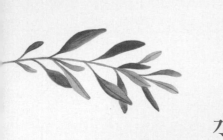

芳療⦿小手作

水油凝膠／凍膜

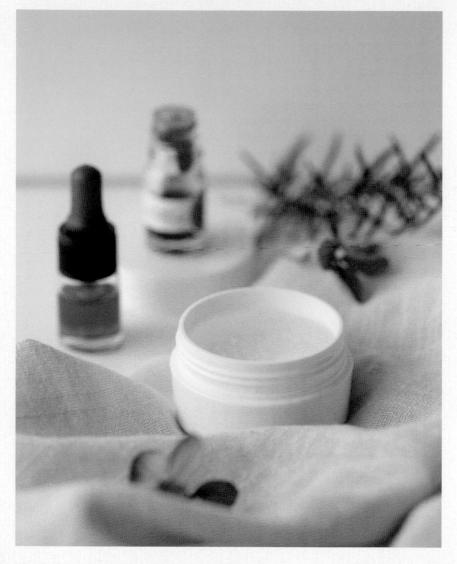

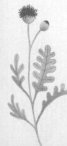

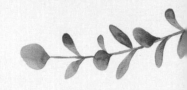

| 素材 |

純粹凝膠　　　　　　　　6g

複方純精油　　　　　　　**數滴**

（請參「芳療師小建議」）

植物油　　　　　　　　　3ml

純露或純水　　　　　　　21ml

有蓋空瓶　　　　　　　　**1個**

| 做法 |

1 取6g純粹凝膠於調碗中備用。

2 取複方精油數滴，與3ml植物油混合均勻，再倒入凝膠中。

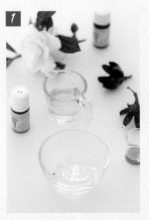
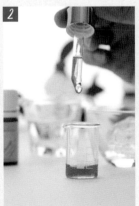
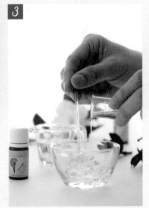

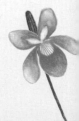

203

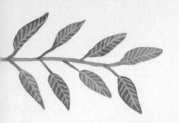

| 做法 |

4 取21ml純露或純水,分次加入並逐次攪拌均勻。

5 直至膨脹濃稠後再裝入乾淨無水分的瓶中使用。

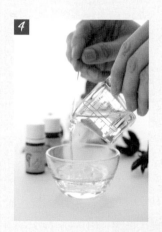

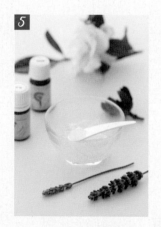

芳療師 小建議

此手作使用的凝膠並非市售蘆薈膠體,建議採買純粹凝膠(Based Gel)調製。依使用部位調配合適劑量,例如:

身體用——一般複方精油 18 滴(比例為 3%)+ 植物油 3ml

臉部用——臉部專用複方精油 6 滴(比例 1%)+ 植物油 3ml

製作完成的水油凝膠成品大約 30ml,亦可稍厚塗抹於臉部肌膚作為保養凍膜使用喔!

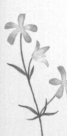

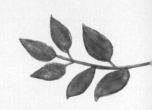

 芳療◉小手作

香氛乳液

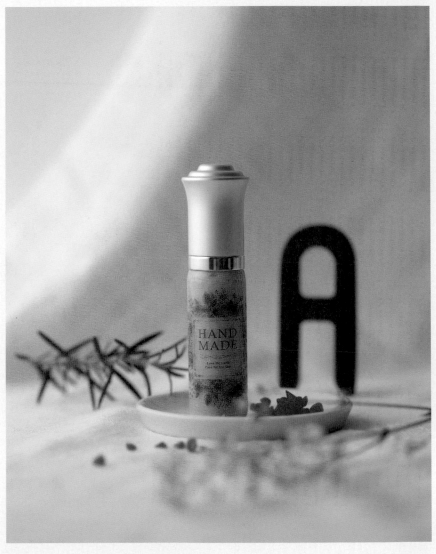

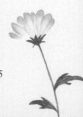

複方純精油　　　　**數滴**　　　量杯　　　　　　　**1個**
植物油　　　　　　3ml　　　攪拌棒　　　　　　**1支**
純露或純水　　　　27ml　　　按壓瓶（乳液瓶）　**1個**
卵磷脂乳化粉　　　0.5g

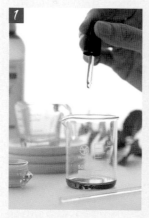
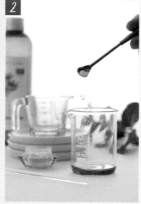
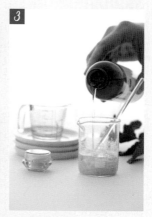

| 做法 |

1 將3ml植物油倒入量杯，滴入數滴複方精油。
2 加入卵磷脂乳化粉0.5g，攪拌2分鐘。
3 再分次加入27ml純露或純水。

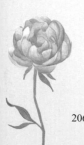

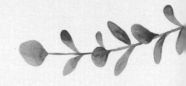

4 以攪拌棒或小湯匙旋轉壓輾攪拌
　至濃稠狀。
5 裝入乾淨無水分的按壓瓶使用。

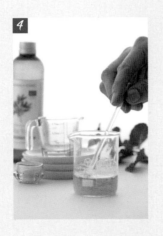

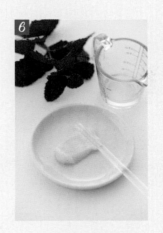

芳療師 小建議

乳液基質是依據水及油品控制比例，此配方極為清爽、適合男女老少使用（這裡指一般健康成人之肌膚，若是敏弱肌膚則要先少量測試，無不適狀況再使用）。精油選擇及劑量仍需依循安全劑量，例如：

身體用——複方精油 24 滴（比例為 4%）混合 3ml 植物油

臉部用——臉部專用複方精油 6 滴（比例為 1%）混合 3ml 植物油

若臉上有傷口、痘痘、紅腫發炎…等狀況時，請待膚況穩定後再行使用。

完成的香氛乳液成品大約 30ml。

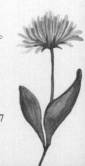

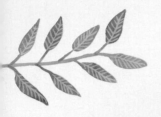

芳療 ● 小手作

香氛水乳霜

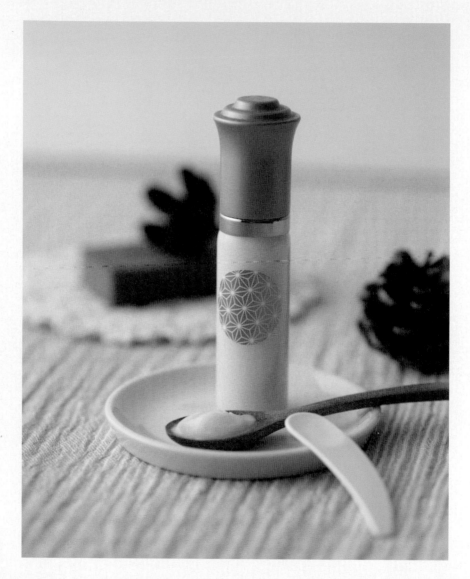

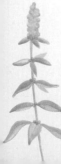

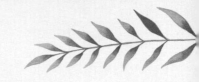

| 素材 |

複方純精油	**數滴**	量杯	**1個**
（請參「芳療師小建議」）		攪拌棒	**1支**
植物油	6ml	加熱器	**1組**
純露或純水	20ml	乳霜瓶	**1個**
天然蜂蠟	3g	溫度計	**1支**

| 做法 |

1 先準備3g蜂蠟、6ml植物油、20ml純露或純水，測量後分別倒入
量杯中。

2 準備一組可以隔水加熱的設備，放入裝有蜂蠟、純露的兩個量
杯。

3 將植物油倒入蜂蠟的量杯混合，與純露的量杯同步加熱。隔水
加熱時請注意測量兩側溫度，以免後續製作時水油分離。

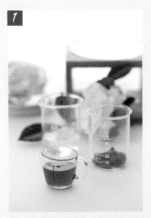
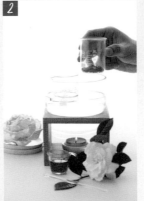
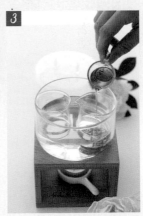

4 確認「蜂蠟+植物油」與「純露或純水」溫度都一致後，將兩者
　混合攪拌，過程中添加數滴精油。

5 接著快速攪拌至濃稠，裝入乾淨無水分的瓶中使用。

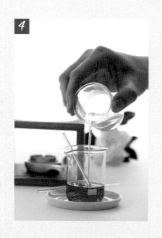 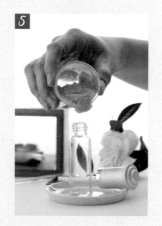

芳療師 小建議

香氛水乳霜需要「控制確切溫度」才能製作成功，建議使用溫度計會比
溫度槍來得更準確。一旦能掌握製作技巧，此款芳療品會讓你愛不釋手，
其獨特質感予肌膚柔滑滋潤感受，香氣馥郁！精油劑量建議如下：

身體用——複方精油 24 滴（比例為 4%）

臉部用——臉部用複方精油 6 滴（比例為 1%）

若臉上有傷口、痘痘、紅腫發炎…等狀況時，請待膚況穩定後再行使用。

完成的香氛水乳霜成品大約 30ml。

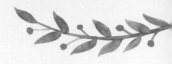

芳療◆小手作

護唇膏

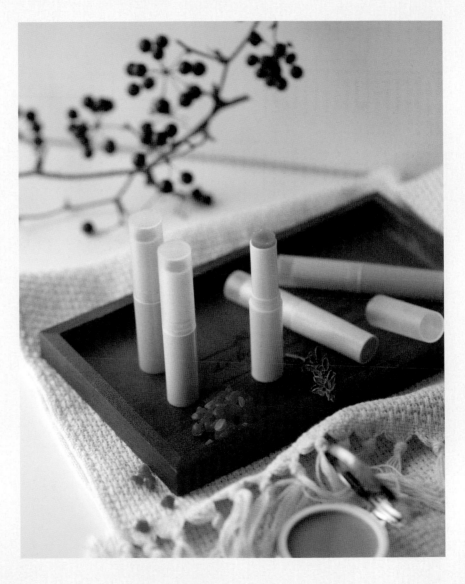

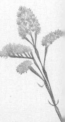

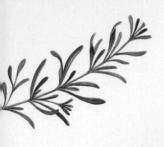

素材			
複方純精油	**1 滴**	量杯	**1 個**
植物油	8ml	攪拌棒	**1 支**
天然蜂蠟	2g	加熱器	**1 組**
玫瑰粉末	**酌量**	唇膏管或唇膏罐	

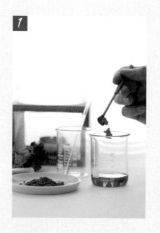
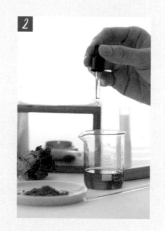

| 做法 |

1 準備一組可以隔水加熱的設備，將2g蜂蠟倒入
　8ml植物油中，隔水加熱至完全熔解。

2 測量溫度，待降溫至50℃以下，此時迅速加入複
　方純精油1滴，攪拌均勻。

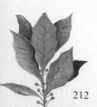

3 酌量添加玫瑰粉末增加顏色，攪拌均勻。

4 趁液體能仍流動，倒入唇膏管或唇膏罐，放涼至
凝固即可使用。

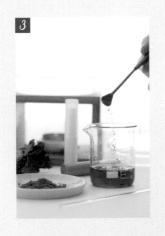

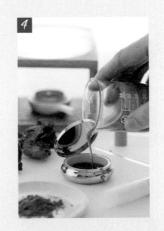

芳療師 小建議

1 護唇膏的劑型是油膏的基礎，主要融合液態植物油及硬脂質（例如：
天然蜂蠟）即可完成，此配方的完成品是10g。護唇膏可另外添加有色
植物粉末或天然珠光粉質，達到額外的美妝需求，塗抹時讓香氣傳遞
至鼻腔，亦可調製出自己喜愛的質感色調。

2 加熱時，請留意只能用隔水加熱，千萬不要直火加熱。

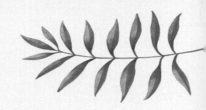
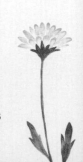

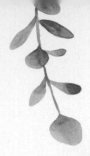

芳療 ● 小手作

香氛軟膏

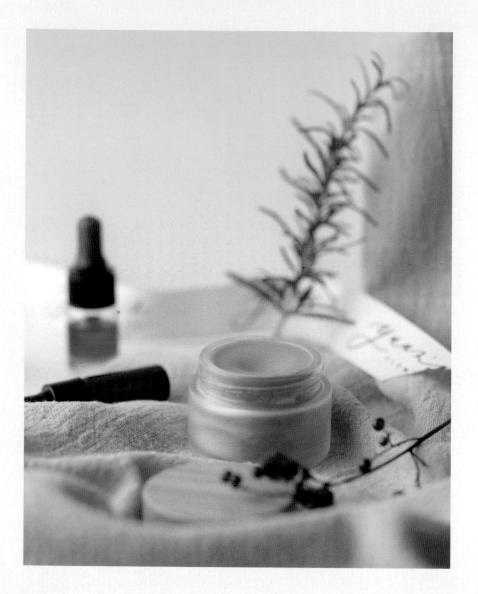

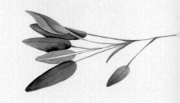

| 素材 |

複方純精油	18～30滴
植物油	25ml
天然蜂蠟	4.5g
量杯	1個
攪拌棒	1支
加熱器	1組
軟膏瓶	1個

| 做法 |

1 準備一組可以隔水加熱的設備，將4.5g蜂蠟倒入25ml植物油中，隔水加熱至完全熔解。

2 測量溫度，待降溫至50℃以下，此時迅速加入複方純精油18～30滴（比例為3～5%），攪拌均勻。

3 趁液體能仍流動，倒入耐熱瓶罐中，放涼至凝固即可使用。

芳療師 小建議

1 香氛軟膏是一款降低硬脂並使膏體軟化、方便於塗抹使用的劑型。製作膏狀香氛時，需注意精油添加時機，因為精油不耐熱，得控制蜂蠟與油品隔水加熱後的溫度，待降溫至50℃以下再加入精油攪拌，避免高溫而讓精油揮發或質變。完成的香氛軟膏成品大約30ml。

2 建議使用玻璃或PP材質5號瓶身。

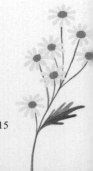

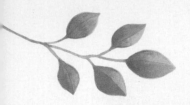

芳療◎小手作

按摩油

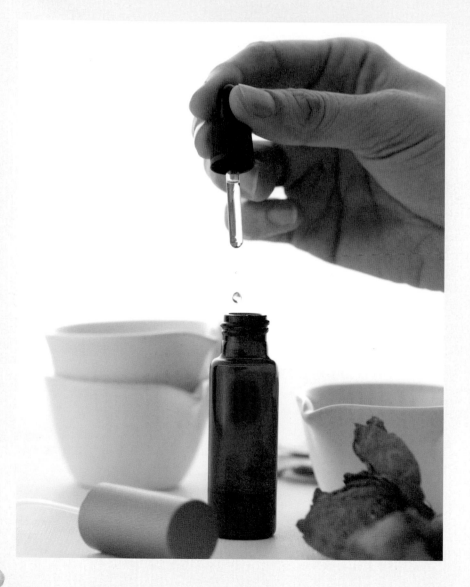

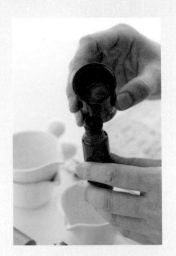

| 素材 |

植物油	**請見小建議**
複方純精油	**請見小建議**
油碟或密封瓶	**1個**
量杯	**1個**
攪拌棒	**1支**

| 做法 |

1 先調製想要的精油配方，取合適的滴數於消毒過的空瓶中。
2 倒入所需劑量的植物油於油碟或瓶中。
3 攪拌均勻即可使用，或裝瓶後存放備用。

芳療師 小建議

1 按摩油調製需依循使用部位及症狀調配，依據一般健康狀況建議如下：
　臉部用1%（植物油5ml＋精油1滴）
　身體局部使用3～5%（植物油5ml＋精油3～5滴）
　全身按摩塗抹2.5%（植物20ml＋精油10滴）
2 挑選植物油時，建議荷荷巴油、甜杏仁油、葡萄籽油為佳，其餘大分
　子的油品不適合皮膚吸收，例如：橄欖油、椰子油…等。

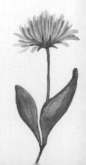

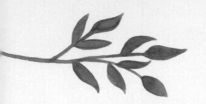

芳療◈小手作

按摩香磚

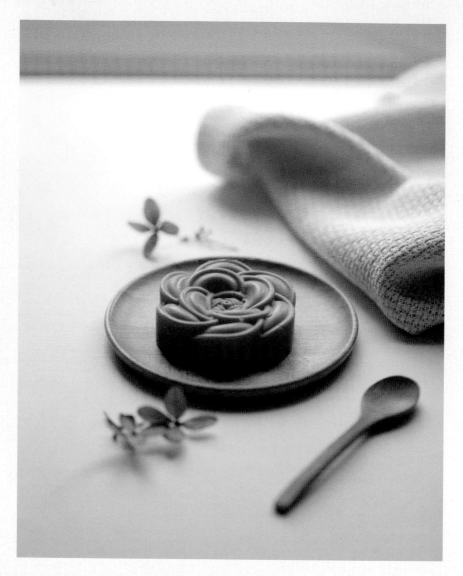

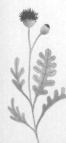

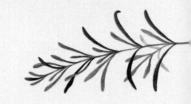

| 素材 |

複方純精油	**18～30滴**	攪拌棒	**1支**
植物油	**22ml**	加熱器	**1個**
天然蜂蠟	**7.5g**	香磚模型	**2個**
量杯	**1個**		

| 做法 |

1 準備一組可以隔水加熱的設備，將7.5g蜂蠟放入量杯。

2 倒入22ml植物油至做法1的量杯中，隔水加熱至蜂蠟熔解。

3 測量溫度，待降溫至50℃以下，此時迅速加入複方精油18～30
　滴（比例為3～5%），攪拌均勻。

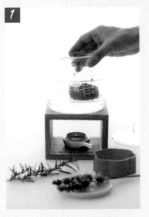
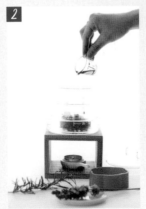
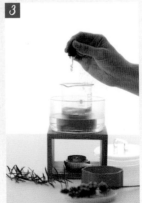

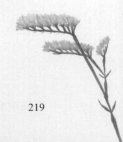

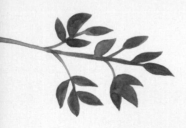

4 趁液體能仍流動，倒入香磚模型，待放涼至凝固
　後即可脫模使用。

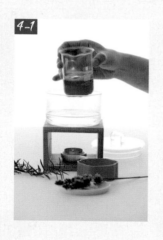

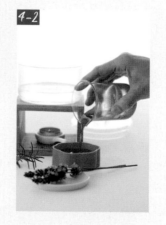

芳療師 小建議

1 入模後，記得敲敲模型讓空氣排掉，以免完成後的成品有氣泡使得表
　面不平整，完成的香磚成品大約32g。
2 有時攜帶按摩油有時不是那麼便利，故可增加硬脂劑量，再倒入皂模
　中塑形，待涼後即可取得固體按摩油，以便隨身攜帶。因為香磚質地
　厚實、故特別適合乾燥膚況，作為滋養照護。
3 建議以鋁盒儲存香磚，切忌放置於高溫處，以免變軟或質變。

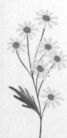

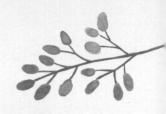

芳療 ● 小手作

去角質香氛糖

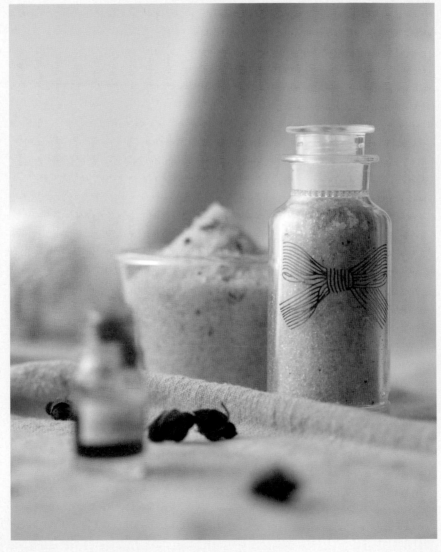

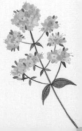

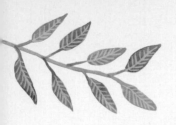

| 素材 |

複方純精油（去角質用）　**6 滴**　　量杯　　　　　　**1 個**
植物油或椰子油　　　　**7ml**　　調缽或小碗　　　**1 個**
細砂糖　　　　　　　　**23g**　　攪拌棒或攪拌勺　**1 支**
乾燥香草　　　　　　　**適量**

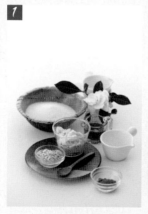

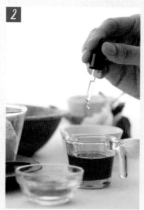

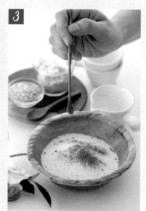

| 做法 |

1 先分別測量備妥所有材料。

2 將7ml植物油與6滴複方純精油混合。

3 在23g細砂糖中添加乾燥香草。

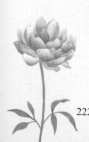

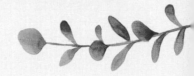

4 將做法2的液體倒入做法3。

5 待攪拌完全後，即可裝罐使用。

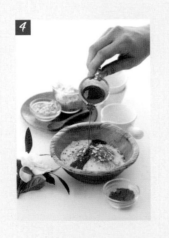
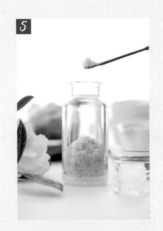

芳療師 小建議

1 素材中的乾燥香草也能換成礦泥粉或花朵粉末；完成的香磚成品大約 30g。

2 市售的去角質產品種類繁多，近年來因為天然訴求，糖霜式的去角質商品極受消費者喜愛。由於砂糖碰到水可輕易溶解，在肌膚上輕柔按摩得以達到極高的保濕修護效果並提高新陳代謝，相較於鹽或其他核果更為細緻安全。

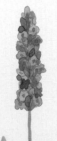

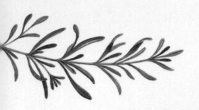

芳療 ● 小手作

沐浴鹽

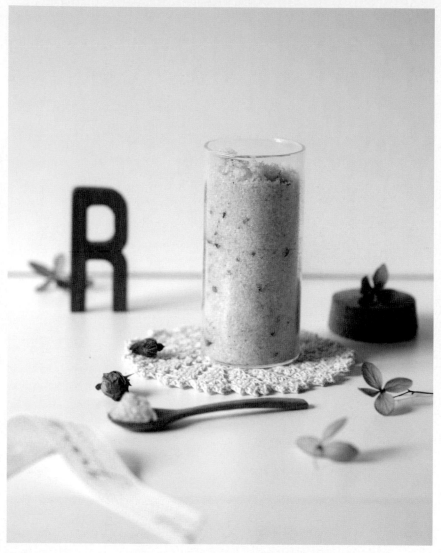

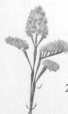

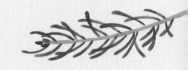

| 素材 |

複方純精油　　　　**40滴**　　調缽或攪拌勺　　　**1個**
（沐浴用配方）　　　　　　　乾燥花草或礦泥粉　**適量**
植物油　　　　**10ml**　　　有蓋容器　　　　　**1個**
玫瑰鹽或瀉鹽　**200g**

| 做法 |

1 先分別量測備妥所有材料，將乾燥花草撒入200g玫瑰鹽或瀉鹽
　中混合。
2 將複方純精油40滴與10ml植物油混合。
3 將做法2的液體倒入做法1中混合均勻。

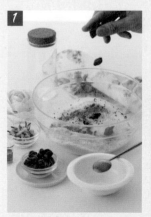
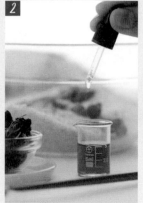
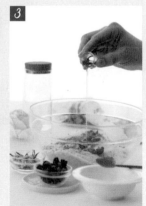

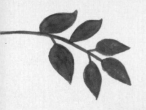

4 視需要或喜好，可添加天然粉末或天然水色料。

5 攪拌完全後即可倒入瓶罐中備用。

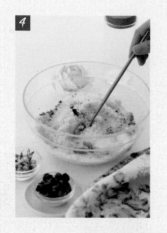
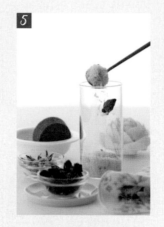

芳療師 小建議

1 完成的沐浴鹽成品大約200g，此劑量可分10次使用。

2 沐浴鹽的基底鹽有眾多選擇，請依照個人需求採買。海鹽／竹鹽可作為淨化時使用，但缺點是浸泡後肌膚較易緊繃乾燥；而玫瑰鹽因出處神聖，故多有保護庇佑隱喻；瀉鹽是我個人較為推薦的品項，因其良好的通透代謝特性，得以促進人體循環、提振免疫，並且讓溫感更加提升。

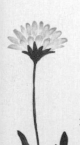

芳療・小手作

乾洗手

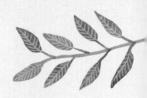

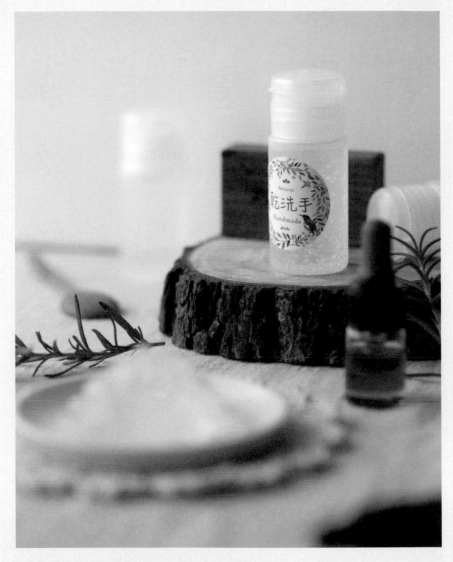

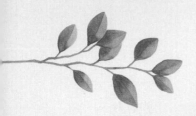

| 素材 |

複方純精油	**6 滴**	量杯	**1 個**
（殺菌用配方）		攪拌棒	**1 支**
95% 酒精	**23ml**	乾洗手瓶	**1 個**
純粹凝膠	**6.5g**		

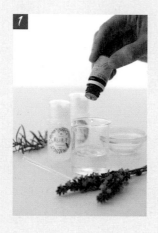 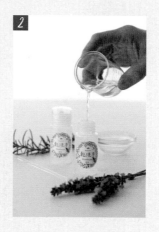

| 做法 |

1 將6滴複方純精油與23ml的95%酒精混合。

2 分數次加入6.5g凝膠，每次攪拌均勻後再加入下一次。

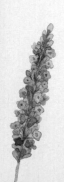

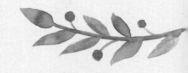

3 確實攪拌至濃稠膨脹，即可倒入瓶中使用。

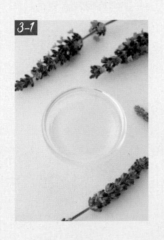

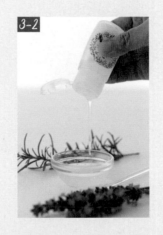

芳療師 小建議

1 完成的乾洗手成品大約30g。

2 一般來說，以肥皂在流動的水源下洗滌是清潔手部最好的方式，但在外日常活動時若無法時常以水洗手，隨身攜帶乾洗手是便捷的替代方案。但需留意市售的消毒酒精或乾洗手濃度得為75%左右，這樣的劑量才能有效達到殺菌的防禦作用。

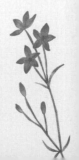

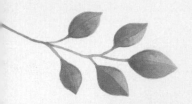

芳療 ● 小手作

芳香酒精

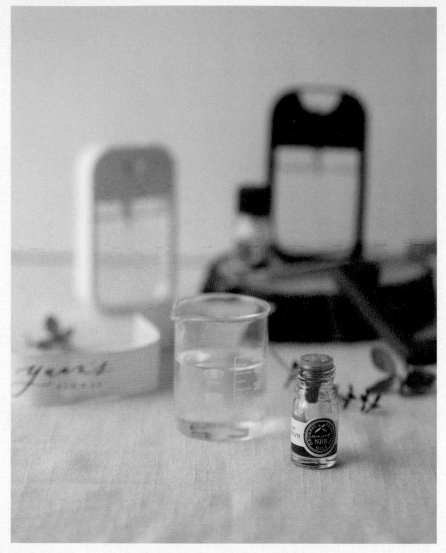

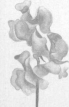

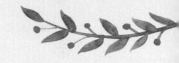

| 素材 |

複方純精油	**6～9滴**
（防疫用配方）	
75%酒精	30ml
耐受酒精的噴瓶	1個
量杯	1個
攪拌棒	1支

| 做法 |

1 在量杯中倒入30ml的75%酒精，滴入6～9滴複方精油，接著混合均勻。

2 裝入噴瓶中，即可隨身攜帶消毒殺菌使用。

芳療師 小建議

1 完成的芳香酒精成品大約30ml。

2 芳香酒精的調製極為簡易，居家用的75%清潔酒精裡直接滴入需要或喜愛的單一精油或複方精油即可，滴數不用多，僅需少量添加，使用芳香酒精噴灑淨化時，空間就會多幾分自然植物氣息。

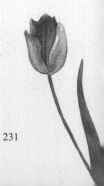

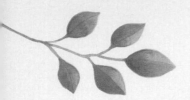

芳療◆小手作

空間淨化噴霧

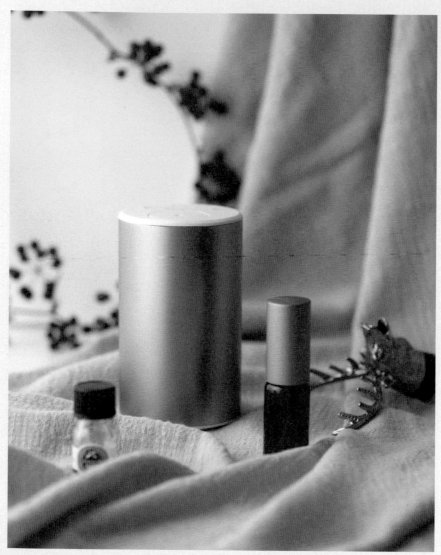

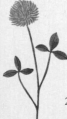

| 素材 |

複方純精油　　　　**適量**
（防疫用配方）
空瓶　　　　　　**1 個**
純精油擴香儀　　**1 個**

| 做法 |

1 嗅聞馨香，確認想要使用的香氣種類及份量。
2 取一個空瓶，調製空間淨化用的複方純精油配方。
3 置入擴香儀中，開啟擴香使用。

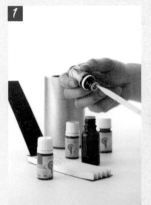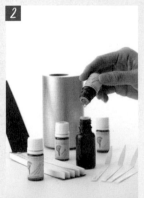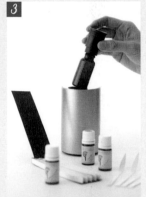

芳療師 小建議

相較於水霧式擴香機，我較喜愛使用純精油擴香儀，可免除溫度或水的
干擾，只要依據需求預先調製自己想要的香氣配方，即可放入儀器中直
接擴香於室內，如此簡便的方式可直接展現出香氣最完整的力量。

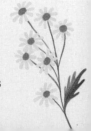

233

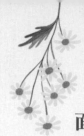

面對疫情的芳療照護精油 10 選

　　不少學生或臉書朋友問及防疫殺菌類的精油選擇，因此在本書最後的章節，與您分享香氛應用於疫情日常的建議！芳療人談及提振免疫或殺菌抗菌，泛指針對細菌、病毒、真菌…等有顯著表現之品項！據研究顯示，不少精油能夠協助抵禦及提升免疫、清除附著於呼吸道黏膜的細菌病毒，減少人體發炎且預防感染。

　　以乳香為例，使用0.3%的比例於小鼠身上，研究後發現對殺菌及抗腫瘤有顯著功效；檸檬具有天然抗菌抗病毒成分，極具降低感染風險成效；黑胡椒獨特的溫熱、殺菌特性，有顯著提升免疫防禦效能；月桂則有消炎殺菌作用，是呼吸道保健良方。綜合相關研究，提出疫情時被感染者的芳療輔助照護10款精油如下：

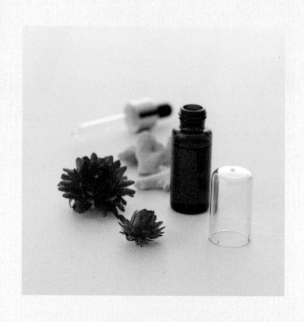

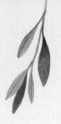

茶樹	史密斯尤加利
抗菌淨化、止痛、提升免疫力	溶解黏液、緩敏止痛、幫助呼吸順暢

綠花白千層	乳香
抗感染、收斂祛黏液、暢通呼吸	清肺化痰、緩喘、加深呼吸

甜馬鬱蘭	歐洲冷杉
消弭疼痛、溫暖舒暢、排痰	緩敏、順暢阻塞、消炎祛腫脹

月桂	黑雲杉
抗菌祛痰、暢通呼吸道、止痛、發汗降溫	極佳消炎抗菌、緩敏滋補、平衡免疫

檸檬	沉香醇百里香
極佳抗菌抗病毒、增強免疫、清新淨化	激勵免疫、抗菌抗病毒、強化呼吸道

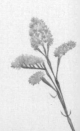

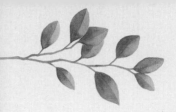

依不同症狀建議的芳療配方

　　以下所有配方皆為2:1:1的比例使用。精油配方及使用為身體不適時的照護輔助用途，當有以下症狀時，仍請向醫師諮商用藥，並密切觀察留意身體的任何變化。

打噴嚏、流鼻水時

月桂2滴＋乳香2滴＋茶樹1滴

室內擴香 4～6滴、**面紙吸嗅** 2滴

鼻塞

歐洲冷杉2滴＋史密斯尤加利2滴＋綠花白千層1滴

熱蒸氣吸嗅 2滴、**眼鼻周按摩** 1%（5ml+1滴）

化痰

月桂2滴＋乳香2滴＋史密斯尤加利1滴

熱蒸吸嗅 2滴、**按摩塗抹** 4～5%（5ml+4滴）

喉嚨痛

月桂2滴＋沉香醇百里香2滴＋甜馬鬱蘭1滴

漱口（使用比例及方式如下）、**按摩塗抹** 4～5％（5ml+4滴）

註：複方精油4滴＋伏特加10ml，請先搖勻再混合40ml純水，之後裝瓶僅供「漱口使用（分四至五回、每日一次）」，切勿吞服使用。

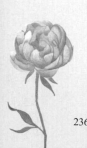

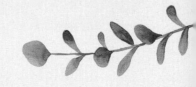

頭痛

月桂2滴＋甜馬鬱蘭2滴＋黑雲杉1滴

冷敷 2～3滴、**按摩塗抹** 3～5%（5ml+3～5滴）

退燒

月桂2滴＋史密斯尤加利2滴＋沉香醇百里香1滴

溫水擦拭 2～3滴、**包住小腿的退燒法** 2～4滴

疲勞乏力

月桂2滴＋檸檬2滴＋黑雲杉1滴

室內擴香 4～6滴、**面紙吸嗅** 2滴

肌肉痠痛

茶樹2滴＋史密斯尤加利2滴＋沉香醇百里香1滴

熱敷 3～4滴、**按摩塗抹** 4～5%（5ml+4～5滴）

嗅覺味覺失調

月桂2滴＋歐洲冷杉2滴＋黑雲杉1滴

室內擴香 4～6滴、**嗅吸棒** 10～12滴

腹瀉

月桂2滴＋甜馬鬱蘭2滴＋綠花白千層1滴

嗅吸棒 10～12滴、**按摩塗抹** 3～5%（5ml+3～5滴）

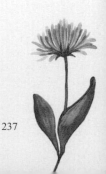

空間防禦擴香

檸檬2滴＋歐洲冷杉2滴＋黑雲杉1滴

室內擴香 4～6滴

衣物淨化清潔

茶樹、檸檬、史密斯尤加利擇一

使用2滴伴隨衣物洗滌即可

精油 使用注意

上列配方主要提供給一般健康成年人，倘若針對孩子們的防疫照護，精油安全建議品項則如下，在精油介入的過程，仍請多加注意孩子的反應，以確保使用的安全性：

3歲以下 著重身心安適且能擴香使用的精油為甜橙、羅馬洋甘菊、純正薰衣草、乳香、維吉尼亞雪松。

3-7歲 可增加使用的精油為香桃木、歐洲冷杉、甜馬鬱蘭、沉香醇百里香。

7-12歲 可增加使用的精油為茶樹、檸檬、月桂、綠花白千層、沒藥、黑雲杉。

建議滴數劑量請參考 162 頁「給小孩的調香療方」章節。

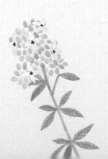

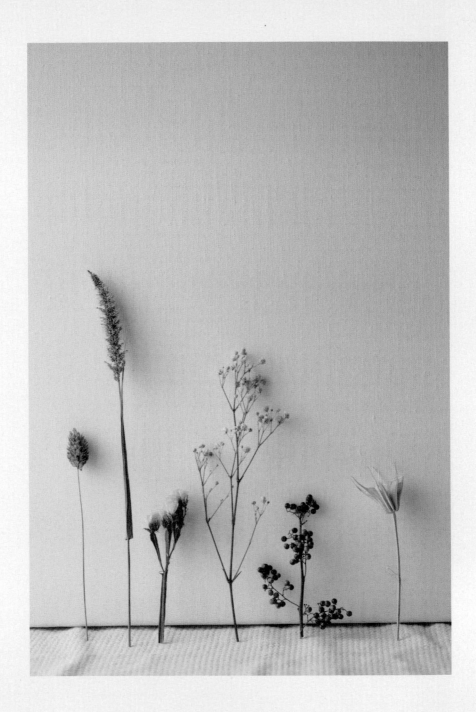

附錄

植物療心陪伴卡使用方式

什麼是「植物療心陪伴卡」？

　　本書所附的「植物療心陪伴卡」由鄭雅文Vivian老師所設計，外型輕巧利於隨身攜帶、簡便盈握在掌心，這款隨行版的「植物療心陪伴卡」可放置於皮夾、胸前口袋或名牌卡套中，在需要幫助或力量的任何時刻立即內觀，讓牌卡上的療心小語伴隨你日日夜夜，從中汲取穩健前行的力量！「植物療心陪伴卡」的使用方式多元，特色如下：

・可於每日晨起抽取一張，作為當日的暖心陪伴與提醒！
・在事件突發難解之際，掀翻療心陪伴卡以突破迷局！
・幫助自我對話、思想重要的生命事件，觸動與情緒和解的契機！
・親子之間或伴侶關係相互剖析，輕鬆建立起溝通橋樑！
・和朋友們或團體聚會時，幫助彼此破冰，拉近心的距離！
・想和某個對象溝通卻束手無策時，透過療心小語拋卻禁錮之苦！

如何使用植物療心陪伴卡？

抽牌前

　　抽牌前，請給自己一小段安靜的時間，或調配香氛陪伴自己靜心沉澱，透過當下身心現況，救贖的本能會引導你選出所需的能量。牌面的植物可作為伴隨日常的香氣夥伴，而小語字樣能賦予溫暖支持的力量。

使用方法

　　在任何需要植物力量的時刻，請於桌面隨意洗牌打散，心裡默念想提問的疑惑三次，以慣用手抽出一張相呼應的牌卡，聆聽植物對您訴說的療心話語。

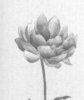

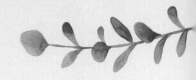

　　另一種使用方式是暖心覺察當下的情緒,或搭配242、243頁的「情緒字牌」,可以自行手寫或影印剪裁使用。選擇一張情緒字牌,說明對應情緒的人生經歷,再依直覺抽出「植物療心陪伴卡」,在「憤怒、期待、快樂、信任、恐懼、驚訝、悲傷、厭惡」生發之際,植物能量將提供你不同面向的思維與暖心建議,重新審視每個情緒的原由及需求。

● 療心進階的深層探索指引

　　除了前文提到的簡單使用方式,想更加了解情緒根源的讀者,請參考以下療心進階的自我問答,透過牌卡的探索指引,搜尋攸關情緒的成長片段,破除沉重的枷鎖,進行一場與自我和解的療心之旅!

方式 1

　　先想起一段生命經歷,再從35張「植物療心陪伴卡」找出一張你覺得最合適梳理情緒的話語!

方式 2

　　請選擇一處你最近覺得不舒服的器官或是身體部位,摸著它並試著感受它與情緒的連結,再從35張「植物療心陪伴卡」找出適合紓解的療心話語!舉例來說:有長期胃痛的人,可能因為情緒過於緊繃,故挑選了「生活因為面對而純粹」的牌卡,藉此幫助你思考可能造成身心不適的情緒成因。

方式 3

　　請從「植物療心陪伴卡」中找出「給10年前的你」以及「給10年後的你」的話語,並拿張白紙寫下給予現在的你可以調整的建議!

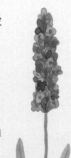

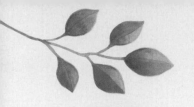

方式 4

　　請從「植物療心陪伴卡」請選出一張你最有感觸的療心小語，連結與之相關聯的生命經歷，並請在牌卡文字之前先以「我」作為開端，重複念誦，讓信念紮根奠基！

方式 5

　　請為你的另一半、親愛的家人或好友挑選一張適合他們的療心話語，拍下照片與他們分享！

方式 6

　　在每個需要力量的重要時刻，您可透過默念問題洗牌，以慣用手抽出一張或兩張「植物療心陪伴卡」給予你的建議。倘若牌卡上的文字讓你深受感觸，建議隨身攜帶（放在皮夾或、胸前口袋、名牌卡套中），一日數次拿出來念誦！

情緒字牌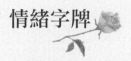

憤 怒	期 待

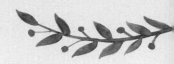

快樂

信任

恐懼

驚訝

悲傷

厭惡

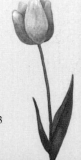

國際芳療認證課程

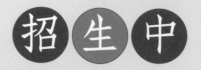

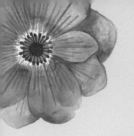

IFA SCHOOL

IFA Course Reg:12/03/239

英國IFA國際專業芳療文憑認證課程

想成為一位專業國際芳香療癒師，需要系統化理解人體的結構、生理及病理學知識、精油的化學成分及安全應用於人體的方法！

選擇全球最權威、最紮實的國際芳療認證課程！由黛田專業團隊，引領喜愛自然療癒氛圍的您，嬉香翱翔於廣闊的芳香輔助療法殿堂！

英國IFA Aroma Care芳療照護師認證課程

教授如何透過撫觸與按摩來傳遞芳香照護，幫助長者、慢性病患與特殊兒童進行觸覺與香氣的對話，讓他們感受到真誠呵護的療癒力量！

無論被照護者是否能用言語表達，芳療照護（Aroma Care）將是嶄新的身心觸動方式，通過輕柔的撫觸、呼吸，開拓舒緩愉悦的沉浸氛圍。

專業培育並獲取 IFA 英國國際證照最佳學習殿堂！

相關課程資訊，請洽

| 黛田國際芳療學苑
青禾芳香按摩學苑 | 台北市大同區 103 民族西路 61 號 2 樓
（圓山捷運站 1 號出口） |

E：info@purearoma.tw
W：www.purearoma.tw
T：02-2595-5110 ／ 0958-472327

 黛田國際芳療學苑 PureAroma Healing Academy

青禾芳香按摩學苑 PureAroma Massage Academy

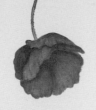

追求我的 **美夢成真** 身心的自癒力與創造力

Dreams come true

會呼吸的精油！來自德國的拉佛倫娜有機精油

LIGHT OF NATURE創始人為德國煉金學家史丹納博士Dr. Rudolf Steiner，創立於1982年德國中南部的Vogel Sberg地區，原名「植物世家」，堅持以地球之母的象徵，給予溫暖堅毅的保護，匯集天地萬物精華所賦予的生命能量來製作精油與保養品。

複方純精油‧複方調和油

讓植物療癒馨香

成為你我最強而有力的臂膀

感受香氣撫慰身心

且卸下深沉的疲憊與哀傷

學會善待自己並接納當下擁有的一切

築夢踏實

美夢必將成真

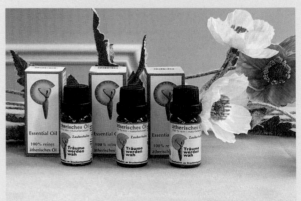

美夢成真 讓心靈純粹自在的療癒處方10ml

羅馬洋甘菊	是大地母親溫暖鼓舞的力量，擁抱撫慰、賦予沉著喜悅
乳　香	溫柔照護、全然接納身心疲憊與痛楚，陪伴且極盡修護
小葉薰衣草	沉靜舒眠、蘊含包容與關愛，讓心靈回歸到本我的清明
甜馬鬱蘭	接納並善待自我，勇敢邁步、展翅翱翔去探看遼闊天際
檸　檬	清晰明朗、施展向前邁進的行動力，掌握瞬息實踐夢想

芳療師陪你聽情緒說

植物力量伴你探索隱藏的傷，重新深愛自己的療心之旅

作　　　者	鄭雅文 Vivian
特約攝影	王正毅
內頁插畫	廖增翰
封面插畫	李信慧
封面設計	謝捲子
內頁設計	關雅云
印　　　務	江域平、黃禮賢、李孟儒
責任編輯	蕭歆儀

總 編 輯	林麗文
副 總 編	梁淑玲、黃佳燕
主　　編	高佩琳、賴秉薇、蕭歆儀
行銷企劃	林彥伶、朱妍靜

社　　　長	郭重興
發行人兼出版總監	曾大福

出　　　版	幸福文化出版社
地　　　址	231 新北市新店區民權路 108-1 號 8 樓
粉 絲 團	https://www.facebook.com/Happyhappybooks/
電　　　話	（02）2218-1417
傳　　　真	（02）2218-8057

發　　　行	遠足文化事業股份有限公司
地　　　址	231 新北市新店區民權路 108-2 號 9 樓
電　　　話	（02）2218-1417
傳　　　真	（02）2218-1142
電　　　郵	service@bookrep.com.tw
郵撥帳號	19504465
客服電話	0800-221-029
網　　　址	www.bookrep.com.tw
法律顧問	華洋法律事務所 蘇文生律師

印　　　製	凱林彩印股份有限公司
地　　　址	114 台北市內湖區安康路 106 巷 59 號 1 樓
電　　　話	（02）2794-5797

初版一刷　西元 2022 年 7 月
Printed in Taiwan
著作權所有　侵犯必究

國家圖書館出版品預行編目（CIP）資料

芳療師陪你聽情緒說：植物力量伴
你探索隱藏的傷，重新深愛自己的
療心之旅 / 鄭雅文著 . -- 初版 . -- 新
北市：幸福文化出版社出版：遠足文
化事業股份有限公司發行，2022.07
面；　公分
ISBN 978-626-7046-94-4（平裝）

1.CST：芳香療法 2.CST：香精油
3.CST：情緒管理

418.995　　　　　　111008503